がんと生きる わたし流

松尾倶子 編著
NPO法人がんを学ぶ青葉の会 監修

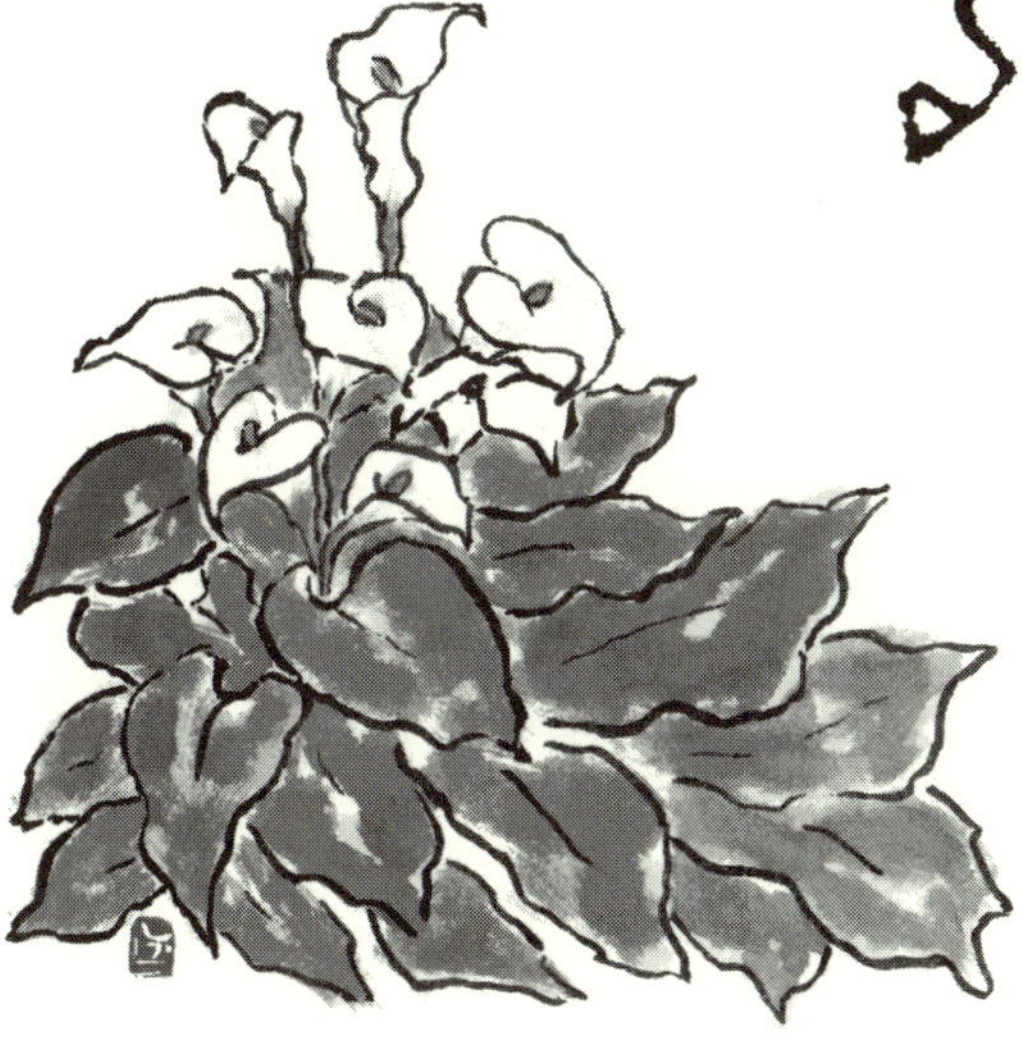

せせらぎ出版

はじめに——言葉の力によって

自然ってなんて不思議なんでしょう。

冬の終わりには梅の花から、桃、そして桜と順番に咲きほこり、その間、臘梅（ろうばい）、沈丁花、水仙と、香りの競演で、藤棚の下にはサツキがしっかり根元を守り、夾竹桃の花が今か今かと出番を待っています。

私はこの季節になると、十九年前、福井県に旅したおり、永平寺に向かうため、たまたま乗ったタクシーの運転手さんのことが鮮明に思い出されます。私が胃がんの手術を終え、五カ月を過ぎたころでした。

主人が運転手さんに、「胃の手術をして間がないので、ゆっくり走っていただけますか」とお願いの声をかけました。

すると「私も胃を全摘しとります。術後二十三年になりますが、今六十五歳でとても元気です。今でも、子を宿した母親のような思いでお腹をさすりながら、今日もおとなしくおってくれやー、と傷あとに話しかけとります。がんは手術をしたから治ったと言われる方が多いですが、私はそう思いません。どこからきたわけでもない、私のからだでできたがんは、一生、私の責任で一緒に生きていきます」。

がんの大先輩のお話は、温もりとやさしさに満ちていました。術後で不安がいっぱいの中、病院の先生でもない、旅先でゆきずりの人から聞く言葉は、私にとって、とても勇気づけられるものでした。

私は「このままでは五カ月の命」と言われた末期のスキルス性胃がんを治療してから、今年で二十年目に入ります。

十二年前に「がんを学ぶ青葉の会」を立ち上げ、全国各地で開かれる「がん」と名のつく講演会やセミナー・集会に何度となく参加してきました。その中で出会った講師の方から、また各地のがんの仲間から、患者会を続けていくうえでの力強い言葉をいただきました。

二〇一三年、青葉の会設立十周年を迎えたとき、おひとりの講師の先生から「これまでの青葉の会の活動を活字にしてまとめてみたらどうか」と激励をいただきながら、先生のあたたかいお言葉を受け入れ、決心するまでに一年かかりました。まだまだ未熟ですが、青葉の会立ち上げからの十二年の足跡をまとめることといたしました。

青葉の会会員ももちろん、だれでも元気になりたい。たとえがんを患っていても、ふつうに当たり前に生きたいのです。私たちは一人一人輝く命を与えられて誕生しました。その命の輝きを曇らせるのも、さらに明るく照らすのも、自分次第です。これからもいろいろな場で、いろいろな「ひと言」に遭遇します。その「ひと言」で、見えないことが見え、自分の心との対話ができるのか、また逆に落ち込み、他人に依存してしまうのか……。そのときこそ、決して「あせらない、あわてない、あきらめない」という青葉の会の標語を思い出していただけたらうれしいです。

青葉の会入会希望の方からの相談、はじめてがんを告知された方の心のケアなどで、私は日々動き回っています。たくさんのがん患者さん、その家族の方と出会ってきた青葉の会の代表として、その中で感じたこと、話したこと、得られたこと、がんについて思っていることをまとめてみました。また、青葉の会を知っていただくために、会員が中心となって、自らのがん体験や会の活動などについてご紹介しました。少しでもなにかのヒントになることを願っています。

がんを克服しようと日々努めている方々がこの本をお手にとっていただき、ご自分の本棚の隅に置いていていただけたら幸いです。

二〇一五年七月十日

松尾倶子

目次

題字・さし絵：原茂子
帯写真撮影：赤阪友昭
編集協力：原　章（編集工房レイヴン）

第1章

〈対談〉青葉の会誕生物語

帯津良一×松尾倶子

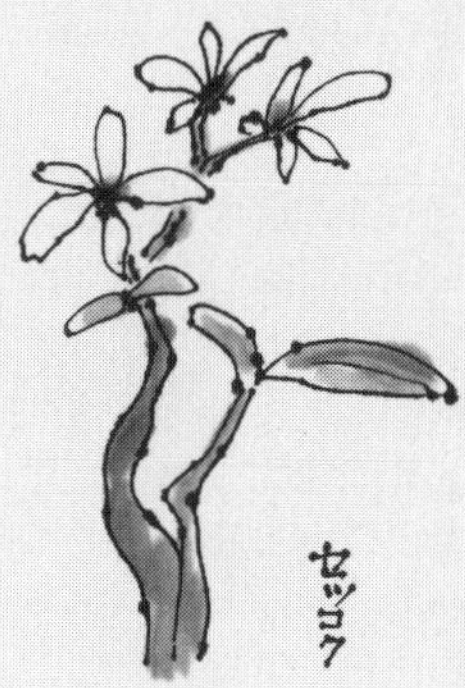

松尾　帯津先生は、全国のがん患者さんから「いちばん会いたいお医者さん」と言われて、みなさんのあこがれです。今日はとても緊張しています。

帯津　松尾さんとは、全国のいろいろな「養生塾」（帯津先生が塾長を務める会で全国各地にある）でお会いしていますが、松尾さん自身のがん体験は詳しく聞いたことがないですね。

松尾　そうですね。特に湯布院の「養生塾」はもう七年になりますね。福岡から青葉の会員さんたちと楽しみに参加しています。そのほか北海道、郡山、仙台、岡山などに参加させていただきました。

帯津　松尾さんがみえているだけで、会場が元気になる。

松尾　元気さだけが取り柄で（笑）。

「このままだと五カ月」

帯津　松尾さんはどんなふうにしてがんが見つかったんですか。

松尾　五十一歳のとき、たまたま検査を受けてわかったのです。自分の小物の店をオープンして半年経ったころでした。私の内科の主治医で、長いお付き合いのある先生のご家族にお祝いごとがあって朝一番にかけつけました。
　そのとき顔を合わせた親しい看護師長さんから、「急に検査に一人空きが出たからやっていかない？」と言われました。ちょうど前回の検査から半年近く経っていたし、食事もしていなかったので、じゃあやっていただこうかと軽い気持ちで検査を受けました。

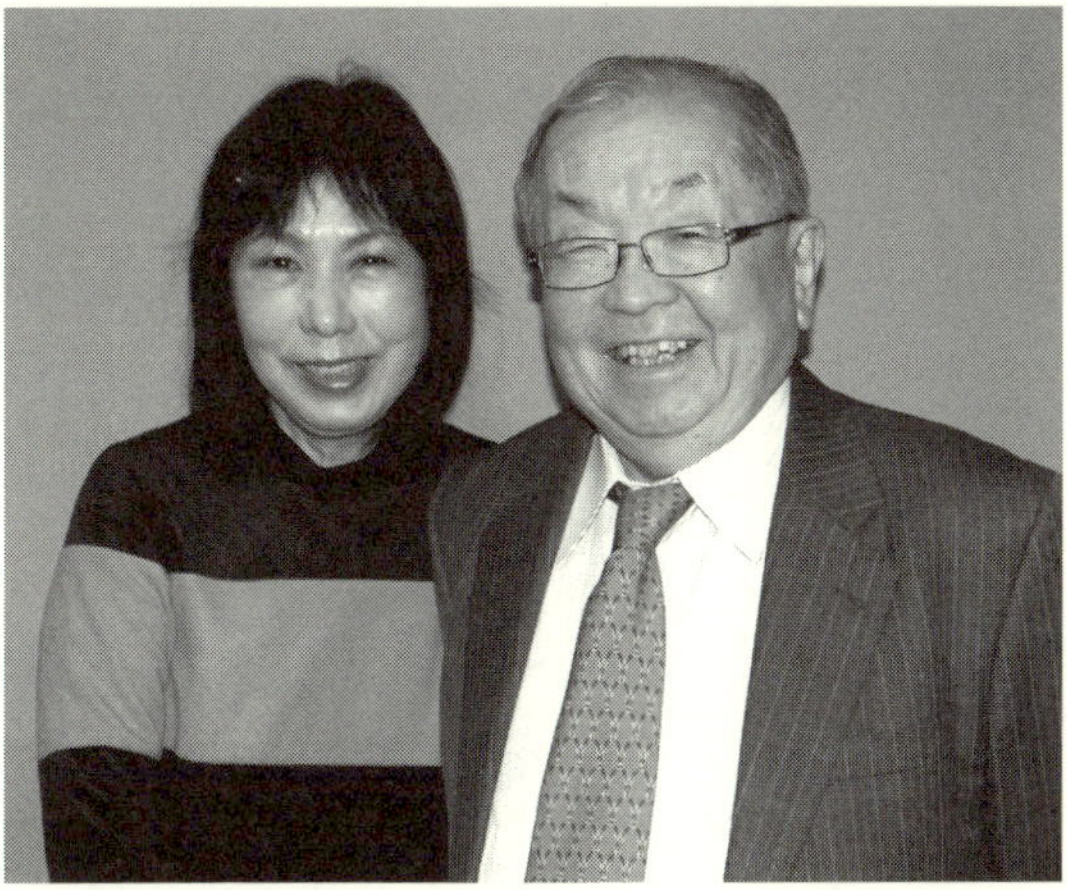

帯津良一先生と松尾倶子代表

　その結果、「ちょっと気になるところがある。いままで何もなかったから大丈夫だと思うけど、念のため組織検査に回しておきます」と主治医から言われました。
　一週間ぐらいして恐る恐る電話したところ、いつもの穏やかな先生の声じゃないんです。「ちょっと悪い結果が出た。明日一番でうちの外科の先生を訪ねるように」とのことでした。

帯津　総合病院なんだ。

松尾　そうです。それで、夫と姉に付き添ってもらって、病院に行きました。初めてお会いした外科の先生は、組織検査の結果を見ながら、「このままでは、もう半年、いや、半年も無理だ、五カ月くらいかな。残念です」と言われました。

帯津　そんなこと言われたの？　店をオープンしたとき、もうからだの調子が悪かったんですか。

松尾　まったくそんなことはありません。お店も軌道に乗ってきたところでした。

最初、外科の先生から「結果は聞いていますか」と言われたので、「はい、だいたいうかがっています」と答えました。先生は「ああ、聞いているのだったらいいな」と言われて、「このままでは五カ月くらい。残念です」と言ったあと、しばらくして再び「残念でしたね」と言うんです。「えっ？　また残念って何かな」と思ったら、「スキルス性の胃がんです。浸潤型（しんじゅんがた）といって、紙に水を落としますね。すると、じわじわ、じわじわと広がっていくでしょう。そんな感じです。だから、おそらく腹膜播種（はんしゅ）も考えられるでしょう」。

帯津　非常に悪いことを言われたのですね。それは、手術のどれくらい前ですか。

松尾　一週間です。

帯津　一週間！

松尾　先生にそういうふうに言われて、完全に打ちのめされました。もう何をどうしようかも頭に浮かばない。

帯津　手術の説明をするとき、「これは残念です」と、普通は言いませんけどね。

松尾　最後に「テレビキャスターの逸見政孝さんをご存じですか。あの方といっしょのタイプのがんです」。あの方が亡くなって二、三年しか経たないころですよ。

帯津　たとえにしてもあまりにもひどい。

松尾　そのときから私は、もう先生と思わないで、「こいつ、何を、どこまで言うか」と思って。そばにいた看護師さんはおろおろして、小さな声で「先生、先生」と忠告していました。気がついたときには、同席した姉は横にいなかった。ショックで倒れてしまって、別の部屋で鎮静剤を打たれていました。主人はというと、鞄を開けたり閉めたり、ネクタイを緩めたり締めたり、気が動転しています。私のほうがむしろ落ち着いていて、「そうか。そこまで言うか」と。まわりはもうみんな当てにならない。でも、私はこの先生にお世話になるわけだから、言いたいことを言うのはやめて、黙っておとなしく聞いて、「わかりました。それではよろしくお願いします」ということで別れました。

帯津　それで、手術日を迎えるまではどんなふうに過ごしたのですか。

松尾　先生や看護師さんがみえたら、「よろしくお願いします」としっかり言いましたが、いなくなったら「ああー」とものすごく落ち込んでいましたね。娘たちが見舞いに来たときも、「だいじょうぶ。家のこと、よろしくね」と元気そうに言ったりしていましたが、帰ったらやっぱり、「はあ〜」とため息ばかりです。

帯津　告知はいいとして、予後なんか言う必要はないんですよ。何々しなければ何カ月とか、本当は誰にもわからないんです。ただ統計があるだけで、それも十分理解していない医者も多い。

だから、患者さんに対して本当に愛情を持って接するのであれば、余計なことを言わないほうがいい。何カ月と言うときには、患者さんに対する愛情が足りないのと、自分の責任逃れもありますね。それより長く生きれば自分の功績になるし、そのへんで亡くなれば、言ったとおりでしょう、ということになる。

松尾　その先生自身の考えだけで言われるんでしょうね。

帯津　そうなんです。だからセカンド・オピニオンが大切なのです。

手術二日前に病院を抜け出す

松尾　ところで、私は長く専門店に勤めていたので、お店でお客さんと接していると、手術のことや先生に対する恨みなんか全部忘れることがわかりました。実は手術の二日前に病院を抜け出して店に出たんです。

帯津　二日前とは大胆ですね。

松尾　私が手術で入院しているあいだ、千葉の姉が来てくれたので、店番を頼みました。姉には開店のときからしばしば手伝ってもらっていたので、様子がわかっていたんです。そうしたら、手術の二日前に、あるお得意様が店にいらっしゃった。

朝、姉が電話してきて、「十時開店と同時に見えたんだけど、どう話したらいい？」。そこで、

「今日はあいにく北九州の方に行っているので、店に帰るのは夕方になると思います」と伝言するように頼んだところ、「あら、残念」と言って帰られました。ところが、夕方五時ごろまた姉から電話があって、「また来られたよ」。それを聞いた瞬間、私は、とんでもないことを決心しました。

ナースステーションに行って看護師長さんに、「どうしても必要な書類があるので、家に帰ってそれを取って戻ってきますから、二時間ぐらい外出させてください」とお願いして外出許可をいただきました。それからすぐにシャワーを浴びて、洋服に着替え、帽子を被ってマスクして、コートを着て娘の車で店に直行したのです。

お客様にお会いすると、「ごめんなさい、お待たせして。風邪をひいてしまって、マスクをしたままですみません」と言い訳をし、お話のお相手をしているうちに時間はどんどん過ぎていきます。私は気が気ではありません。とうとう六時半になりました。

そこで姉が病院に電話して、「妹は家に帰ったら安心したのか、自分のベッドで寝てしまいました。少し時間が遅れるかもしれません」と言うと、「まだ一、二時間だいじょうぶですよ。ぐっすり寝て、体力をつけてもらってください。ただ、飲み物などいっさい口に入れないでくださいね」。そう言われてホッとしました。

七時半ごろ、ようやくお客様が帰る準備をしていたとき、「あのバッグ、いつ入荷したの?」。店でいちばん高額なバッグを手にして、何度も何度も鏡に見入られます。そして、「これ、いただこうかな」。現金なもので、私はとたんに身も心も軽くなり、もうがんのことは、どうでもよくなりました（笑）。

そのあともいろいろやりとりがあって、お支払いの手続きが終わったのが八時。私はもう腹がすわったので、そのバッグをていねいに拭きあげて箱に入れ、大きな袋に入れて、正面玄関のタクシー乗り場までご案内しました。商品をお客様にお渡しし、頭を下げてお見送り、タクシーが見えなくなった途端、フーっと力が抜けてしまいました（笑）。心配して、店のそばで成り行きを見守っていた夫や娘、息子たちもホッとするやら、感心するやら、あきれるやら（笑）。

私はすぐに病院に戻り、看護師さんに「ごめんなさい。すっかり爆睡してしまって」と謝って、ベッドにもぐりました。「これから長丁場だから、かえって体力がついてよかった」という看護師長さんたちの言葉にとても救われました。

帯津　松尾さんらしい武勇伝ですね。それにしても、よくやりましたね。

ときめきが力に

松尾　私は十七年間勤めていたところを辞めて、自分の小物の店を開きました。だから、店でいちばん高いクロコダイルのバッグが売れたことはもちろんうれしかったのですが、それよりも達成感というか、その喜びのほうがずっと大きかったですね。からだが妙に軽く、ワクワク、ドキドキ、とっても清々しい気持ちなのです。あのとき、もうがんのことはすっかり心から消えていましたから。

帯津　まさに「ときめき」ですね。それががんを乗り越える力を松尾さんに与えたんでしょうね。店は一人でやっていたんですか。

松尾　社員が一人いました。前の職場のときからの方です。でも、その人にがんのことを話したのは、手術して半年経ってからでした。

帯津　でも、一カ月近く入院していたでしょう。

松尾　その方には、広島に住んでいる娘が入院することになったので、私がしばらく付き添いをしなければいけなくなったと話しました。そして相談した上で、数カ月の間、姉と交代していただきました。バッグを購入していただいたお客様は、三年後、私がホノルル・マラソンに参加したとき、「末期胃がん切除　ホノルルマラソン完走！　がん克服へ共に闘おう」という新聞記事が出て、はじめて私ががんを患っていたことに気づかれました。でも、「すっかり元気になられてよかった」とおっしゃっていただき、その後もたびたび来店されました。

私が手術したころは、がんになったということが知られたら、もうすぐ死ぬんじゃないかと思われて、誰もお店にみえなくなる、という不安がとても大きかったんです。だから、退院してから一週間後には店に出ていました。はじめは丸一日ではなくて、午前十一時から午後二時まで、という感じですが。

帯津　松尾さんは生きる意欲が人一倍強いのでしょうね。

松尾　そうかもしれません。そのころから考えると、最近は患者さん自身のがんという病気に対する思いというか、とらえ方がすごく変わってきているのではないかと思います。前は、先生からがんだと告知されると、その一言一言に落ち込む。でも、いまは立ち直りが早いというか、自分で次のステップを踏んでしっかり自分と対話できる人が意外と多い。

それと、新聞や週刊誌、テレビなどのマスコミや、いろいろな本の中で、抗がん剤で殺されるとか、この療法をしたら命が危ないとか、この療法さえしていたらがんは消えるとか、このようなことがはっきり公表されるようになりましたね。

帯津　確かに、いまはがんというと隠すようなことはあまりしなくなりましたね。

松尾　それに、治る治らないは別として、治療法が多種多様に出てきました。

帯津　昔よりもね。そういうことを認識して、希望を持って生活の中で自然にやっていくという人も増えてきました。

松尾　私の店は、のちのちがんの患者会を始めるとき、がん患者さんのコミュニケーションの場となり、結果的に店のお客様たちが青葉の会結成の原動力となりました。商売よりも、そのために店を開いたんじゃないかと思うくらいです。

光の体験

松尾　そうして、手術当日の朝を迎えました。早朝、窓のカーテンの隙間から細い光が差し込んできます。それがからだに当たって、光が渦を巻き、玉のようになった瞬間、心の中にたまっていたものが、筍（たけのこ）の皮を一枚一枚はがすようにはげていく。その一枚は、私自身の我であり、さらにエゴ、放漫、執着、そういったものが自分からはがれ去っていった。全部はげると金色の輝く芯のようなものがからだの中心に残りました。

そして、無の境地にいるような感じがして、自然と手を合わせ祈りました。このとき、はじめて祈りはうめきだと実感しました。「神様、助けてください」というような言葉ではない。「うーん、うわー」というようなうめきというか。うめいて、うめいて、うめいて、自分の奥深いところからでてきたのは、感謝といううめきでした。

帯津　そのとき、神が来たんですね。

松尾　本当にそのとおりで、何かが宿ったような感じでした。

それが落ち着いたとき、看護師さんが麻酔の注射を打ちにみえました。そして、いよいよストレッチャーが来ました。家族や私の兄姉、親戚の人たちがぞろぞろと来ます。みんなと別れて、二つの扉を過ぎて、いよいよ手術台が見えたとき、付いていた看護師さんに「起こしてください」とお願いしました。「正座させてください」と。「えっ？　なんで？　もう先生もスタンバイして待っているから」。「うん、でも何秒とかからないから、正座をさせてください」。そう言って、麻酔でふらふらしていたけれども、何とか正座させていただきました。そして、「先生を呼んでいただけませんか」と言うと、「とんでもない！」と怒られました。でも、「先生に一言、私が呼んでいると伝えてもらえませんか」と言うと、そのときの私の雰囲気に押されたんでしょうね、「じゃ、言うだけ言ってくる」と看護師さんが伝えに行きました。すぐに、手術着を着て、手袋をして、帽子を被って、マスクをした先生が両手を挙げてやって来ました。

「どうした！」先生はちょっと怒っているふうでした。でも、私はもう先生に対する恨みつらみは全部消えていましたから、「先生。先生にすべて委ねます。先生をご信頼申し上げています。どうかよろしくお願いいたします」と頭を下げました。そして、「私も頑張ります」と言いました。

そうしたら、先生はしばらく黙って私を見ていて、こう言われました。

「松尾君。ありがとう。僕は何百人手術をしたかわからないけれども、医者冥利に尽きるよ」

帯津　「残念です」と言った先生ですよね。

松尾　そうです。「逸見政孝氏と一緒だ」と言った先生です。私はずーっと、恨みつらみを口走っていた先生です。それが、光のおかげで……。

帯津　ああ、その影響で。すごいな。

松尾　はい、私はすっかり浄化させていただいて……。

帯津　雷に打たれたようなものですね。

松尾　もうそんな感じです。それで、先生は両手の手袋を外し、私の両手を握って、「手術、一緒に頑張ろうな」と言われました。

帯津　本当はいい人なんですね。

松尾　とってもいい方でした。私は先生の手の触感を感じたとき、自分の中のわだかまりが消え、絶対私のがんは手術して治ると確信しました。

帯津　へえー。大きな心の転機だったんですね。それが松尾さんの自然治癒力を最大限に高めたんでしょうね。

それで、手術が終わって、説明はどうだったんですか?

松尾　私は直接聞いていないけれども、家族には、転移もなかったし、大丈夫だという話でした。麻酔が覚めたとき、「よく頑張ったね」と先生がおっしゃってくださいました。

手術のあと

帯津　松尾さん自身が現状をはっきり認識したのは、何日か後ですか。

松尾　三日後です。

帯津　それはだれから聞いたのですか。

松尾　師長さんが来て説明してくださいました。

帯津　そうですか。抗がん剤など補助療法的なことは提案がありましたか。

松尾　私は抗がん剤はやらないと決めていました。私が最初に就職したのが、サンド薬品というスイスの製薬会社だったのです。

帯津　サンドは有名ですね。

松尾　就職してから、東北薬科大学に聴講に行く時間が組まれていました。そのとき、抗がん剤や痛み止め、弛緩剤はこんなものだ、アレルギーの処方のアレグラはこうだといろいろな説明を受けて、そのときから薬嫌いが始まりました。

帯津　なるほど。退院はいつごろ？

松尾　術後四週間目です。手術から二日目でベッドを下りる練習を始めて、五日目ぐらいから歩く練習です。からだにいっぱい管をつけながら、点滴の台やチューブの袋を持って一階から五階まで階段を上り下りしていました。まわりの人はみんなあっけにとられて見ていましたが。でも、肝臓を手術した人などを見ていると、十日経っても点滴で寝たままなんです。あれじゃいけないと思って。私は十日目には歩いていました。

帯津　術前術後に、自らの努力で体力の向上回復をはかろうとする積極性は大事ですね。退院後は定期的に通院して、チェックしたんですね。

松尾　チェックはしていただいていました。一年目には、「パーフェクトだ。もう心配はいらない」と言われました。

帯津　途中で腫瘍マーカーが上がったりすることはなかったんですか。

松尾　ありませんでしたね。

帯津　それはよかったですね。それで、何か自分では健康食品とかやったんですか。

松尾　びわ温灸を習いました。びわの葉にモグサの棒を入れる、東城百合子先生のやり方です。

帯津　ああ、うちでもやっている患者さんがいます。

松尾　それと尿療法。ほかにも、親類や友人知人から、いろんなサプリメントをすすめられました。あれを飲め、これを飲めと。

帯津　それで迷ってしまう患者さんも少なくないですね。

セカンド・オピニオン

帯津　松尾さんの場合、手術でどこまで取ったのですか。

松尾　胃は五分の一だけ残して、あとは胆嚢、脾臓、十二指腸の一部を取りました。

帯津　松尾さんの頃はまだだったと思いますが、いまは画像診断が発達したでしょう。だから、開腹しなくても病巣をある程度把握できるんです。これはここまで取ればいいというのを想定して手術に入るわけです。もちろん、開けてみたら少し違うというときもありますが。

それにしても、手術は人のからだを傷つけるから、何でも余計取ればいいというものではありません。不必要なところは取らないほうがいい。たとえば、胃の全摘より松尾さんのように五分の一でも残っているほうがいいに決まっています。その人のＱＯＬ（Quality of Life：生活の質）が違いますからね。そういうことを含めて判断する必要があります。

肉眼的な取り残しはもってのほかですが、なるべく少なく取って大きな効果を上げるのが、外科医としては望ましい。転移して再発したらまた取ればいい。特に大腸がんなんかの場合には、取ったほうがいいというのは通説になっています。肝臓や肺への転移なら、基本的に手術がいいわけです。うんとあったら駄目ですが、一個や二個だったら手術がいちばんいいですね。それは臓器の機能の問題とかいろいろあるので、内科医も含めた判断になります。

ところが、胃がん、乳がん、膵臓がんなどから肝臓や肺に転移したものは、手術はそんなに成績がよくない。だから、あまり勧めないんです。この差はどこから来るかというのはまだわからないけれども、経験的にはそうなんです。

松尾さんの場合、胃を五分の一残したというのは、機能的にもそのほうが絶対にいいわけです。

松尾　「わずかでも残しました。残すことによって貧血の予防になるから」という説明をあとで先生からしていただきました。もうすべて先生を信頼していましたから、先生にお任せしますと。

でも、いまは意外と、患者さん自身が、先生に尋ねることをしない方もいらっしゃる。先生も忙しくて話を聞いてくれないということもあるけれど、本当に自分はどうなんだろうかと尋ねられず、不安のままがんという言葉に負けそうになる。がんにもいろいろあるから十把(じっぱ)ひとからげにできないのに。先生の時間の空いたときに、もっと自分の思いを伝えて、気持ちを合体して手術に立ち向かえば、私はきっとうまくいくと思うんです。やっぱりお互いの信頼ということがいちばん大事だと思います。

帯津 そうです。特に手術なんか信頼感がなければ断ったほうがいいんです。

松尾 そうですよね。信頼感がなければね。

帯津 信頼感のある先生を探したほうがいい。そういう意味では、だれが手術をするかがとても大事になってくるわけです。

いま、セカンド・オピニオンが、制度としてもかなり定着してきましたね。だけどまだまだ「セカンド・オピニオン」と言うと嫌がる先生もいます。

松尾 青葉の会の会員さんでも、いまかかっている先生にほかの病院の話をすると、「じゃ、そこに変わったら」と言われたという人もいます。「うちをやめて、そちらにどうぞ」とおっしゃる先生もいらっしゃる。

帯津 信頼関係が築けないドクターと一緒にやっていても、いいことはひとつもないから、思い切って医者を代えなさいと私は言うんです。病院を代えるのは患者さんにとってストレスだけれども、長い目で見ればそのほうがいい。病院に行く日になると、朝から憂鬱だという患者さんがいるんです。それではいけない。あの先生に会えるんだから、とウキウキしないと（笑）。

松尾 本当にそうですね。私は手術してから完全に気持ちの持ち方が変わり、一年に二回ぐらい検診を兼ねて先生を訪ねています。先生は私の顔を見ると、「今日はどうした?」と言われます。「体調はバッチリです。ただ先生にお会いしたくて、一張羅を着て来ました」と言うと、先生はニコニコ（笑）。

帯津　私のところも、セカンド・オピニオンの手紙を持ってくる人は後を絶ちません。ところが、面白いのは、私のところへ来る患者さんは、「セカンド・オピニオンを帯津先生のところで取りたい」と主治医に言ってくるんですが、本音はセカンド・オピニオンはどうでもいい。代替療法をやりたいわけです。

だから、こう言うと言葉が悪いですが、ある意味、主治医の先生をだまして、「セカンド・オピニオンです」と言ってくるわけです。そこで、私は「セカンド・オピニオンとして、私はこう思うよ」と。たとえば、「いまの先生のやり方はいいと思う。だけど、それはそれであって、最後に決めるのはあなた自身です。私が手伝えることは手伝うから、もう少し考えよう」と言うんです。そうすると、患者さんは「漢方薬を始めたい」とか言ってくる。それはそれで、セカンド・オピニオンの制度がちゃんと地に着いたということでいいと思うんです。

先生は手術を受けられますか？

松尾　帯津先生ご自身はがんの検診とか受けられることはあるのでしょうか。

帯津　まわりから言われてたまに行きますが、腫瘍マーカーのＣＥＡとＳＣＣはいつも高いんです。だけど、もう何年も前から高くて、何もない。

松尾　たとえば、ＣＴを撮ると影があってとか、そんなこともないんですか？

帯津　画像は滅多に撮ったことはないけど、何もないですね。

松尾　すごい、健康人のモデルみたいな方ですね。

帯津　ハハハ。だから、腫瘍マーカーが高いほうが元気なんだと言って、患者さんを励ましている（笑）。

松尾　もし帯津先生が検査でがんと診断され、「手術を」と言われたとき、先生は踏み切られますか。それとも断られますか。

帯津　検査で悪い結果が出ても、どんな治療をするのが正解かというのはおのずから決まってくるから、それに則ってやります。たとえば、いまのところ、食道がんの場合は手術で取れれば取ったほうがいいだろうと私は思います。だけど、胸を開けて、おなかを開けて、首を開けて、一切のものを取るというのは、やっぱり人間の尊厳を傷つけるわけです。本来は手術なんか廃れて、ピンポイントで治療する陽子線などでやるのがいちばん理にかなっています。ところが、陽子線というか、放射線全体として、まだまだ発展途上なんですね。

昔、Mさんというテナーサックスの有名なプレイヤーを手術したとき、ICUにいる彼を毎日診察に行きました。そうすると、「先生さあ、この手術はひどい手術だ」と言うんですよ。「こんなひどい手術はない。もう切り刻まれて。先生が食道がんになったら、これ、受ける？」と言うから、「ああ、受けますよ」と。当時は四十代だから、「これが最善だと思えば、受けますよ」と答えました。ただ、八十歳に近くなると、もう少し楽な方法を選ぶかなという気もしますね。放射線に行っちゃうとか。

松尾　手術はしないでということですか。

帯津　手術はしないで。ただ、どれが辛いかというと、手術より化学療法（抗がん剤）のほうが辛いんですよ。化学療法は延々とやるけれども、手術は最大限二週間、悪い夢を見たと思えばいい。二週間過ぎると、もう普通の人間らしくなってくるんです。

手術、化学療法、放射線療法の三つを比べたら、いちばんひどいのは化学療法です。人間の尊厳をずたずたにします。その次は手術ですね。この二つはいずれ廃れなきゃいけない。でもいまは抗がん剤だって、緊急避難的にやったほうがいいというケースはたくさんあるわけです。だけど、やっても必ず良くなるとは限らない。患者さんの負担を思うと、むずかしいところです。

こんなことを言うと腫瘍内科の先生に怒られちゃうけれども、「おれのところの抗がん剤ができないのなら、この病院に来てもしょうがないから、よそへ行ってくれ」と言う医者はけっこういるようです。ところが、それはそれとして、じゃあ、「先生の抗がん剤を喜んで受けます」と言って、受けたあとで再発しても、この先生は何も言わないんです。謝るわけでもない。「後は私が何とかする」と言うわけでもない。そこに限界があるんですよ。そこまで責任を持ってやるんだという心意気があればいいんだけど。

松尾　陽子線の話が出ましたが、陽子線はがんだけにピンポイントで当てて、ほかの部位にはあまり悪さをしない。でも、重粒子線は意外と強いと聞いたことがあります。

帯津　重粒子線のほうが陽子線より強いけど、それだけ効果も高いんです。でも、大腸がん、直腸がんの再発で、骨盤の中のリンパ腺に陽子線をかけて、そのまま良くなっちゃう人もけっこういます。だから、適材適所で選ばないといけないんだけれども、重粒子線と陽子線を両方備えている施設はまだほとんどない。どっちかなんです。だから、本当を言えば、両方の門を叩いてもいいわけです。重粒子線にも陽子線にも行って相談して、自分がふさわしいと思ったほうを選べばいいんです。

いまは、かかっている医師の紹介状を持って、陽子線や重粒子線のある施設を訪ねる人がけっこう多いですよ。私も相談されたら、とにかく行ってみなさいと言います。

松尾　そうなんですね。

私もそうですが、陽子線や重粒子線の設備のない病院の医師は、この人に陽子線がいいか重粒子線がいいかは本当のところはわからないのです。だからまずは専門家に聞いてみる。これはやったほうがいいというんだったらやればいい。

青葉の会誕生のいきさつ

帯津　青葉の会は、いつできたんですか。

松尾　いまから十二年前です。

帯津　それは、松尾さんが思いついてつくったのですか。

松尾　私はもともと福島のひいらぎの会の会員だったんです。

帯津　ひいらぎの会は昔から活動していますね。私も一回講演に行きました。

松尾　なぜひいらぎの会に入ったかというと、私の母は仙台でずっと一人で暮らしていました。たまたま私が母のところに帰ったとき、地元の本屋さんで『一人で苦しまなくてもいい』という本が目に入りました。それはひいらぎの会が出していた本で、みんな正直にがんの体験について書いている。私はそれを読んで、すぐに代表世話人の小形武(おがたたけし)さんに電話しました。すると、喜んで歓迎しますと言われてひいらぎの会に入会しました。ただ、福岡と福島では遠いから、来るのは一年に一回か二回でいいですよ、と言われました。

でも、仙台の母のところに帰るときの何回かに一回はひいらぎの会に行っていました。とても学ぶことが多くて、仲間もできるし、毎回、行くのが楽しみでした。

入会から数年後、米国乳がん財団の呼びかけで、ひいらぎの会も含めた国内十五の患者団体が合同で「ガン患者日米合同富士登山」を行う計画が立てられました。ひいらぎの会で「参加したい人は？」と尋ねられたとき、私は一番に手を挙げました。富士登山は二〇〇〇年八月に行いま す。その前の一年間、訓練のために毎月一回、山岳協会の方の指導を受けながら福島の山をみなさんで登りました。

帯津　がん患者さんの富士登山は話題になりましたね。それに参加していらっしゃったんですか。

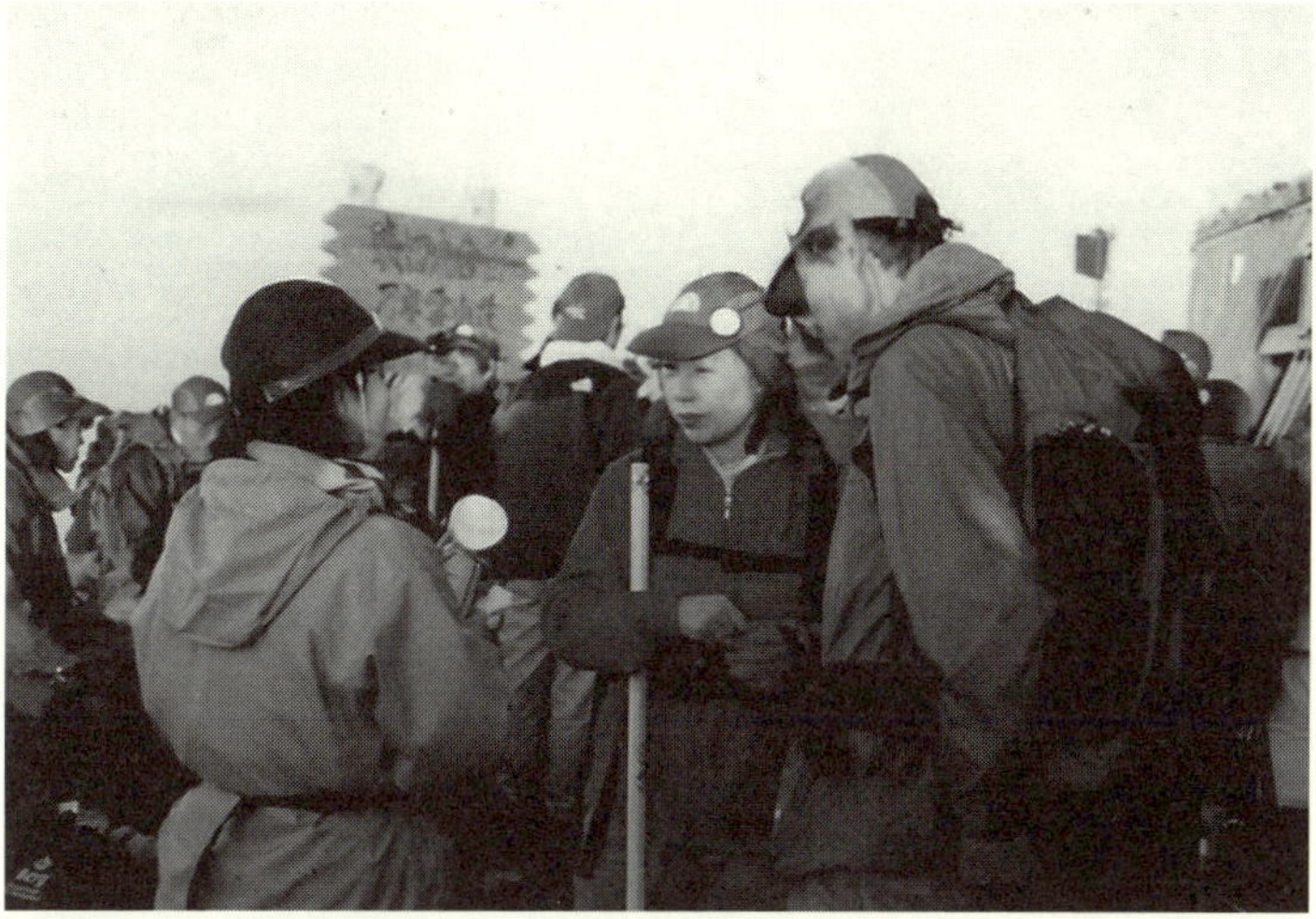

ガン患者日米合同富士登山。中央が松尾代表

松尾　そうなんです。そういうことをやっていたら、ひいらぎの会はだんだんマスコミにも注目されるようになってきて、取材されることも多くなりました。小形代表が、うちの会員には福岡から毎月来る人もいると話されて、私も読売新聞の「医療ルネサンス」で紹介されました。

富士登山の後で反省会があって、「みなさん、次は何に挑戦しますか」と言われたとき、男の人が「ホノルル・マラソンを走ります」と言ったんです。「松尾さん、一緒に走らんね」と誘われて、私がまた無鉄砲、無茶だから、「そうか、それなら走る」。「じゃあ松尾さん、女性を集めて」というので、声をかけたところ四十五人集まりました。

ホノルル・マラソンは、それぞれの土地で練習したのですが、ホノルルに参加するまでに

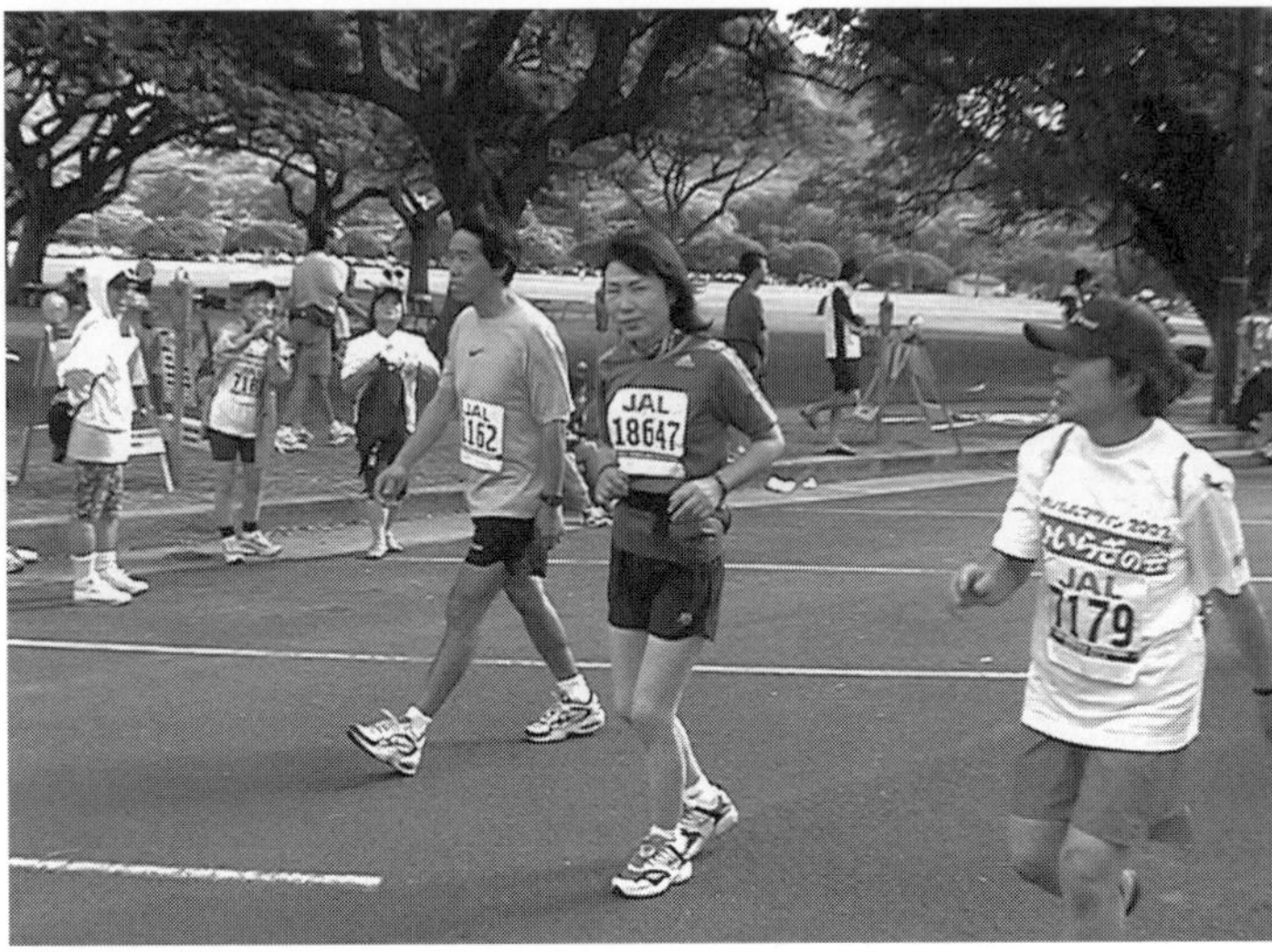

ホノルル・マラソンに参加した松尾代表

一人、二人と脱落していき、結局、参加したのは十一人でした。しかも、四二・一九五キロのフルマラソンに挑戦したのは四人だけ。私と、小形代表と、男性一人、女性一人。あとはみんな一〇キロを走りました。

福岡に帰るとまた取材があり、「富士登山成功しましたね。ホノルル走りましたね。次の目標は？」との質問に、「福島のひいらぎの苗を福岡で育て、地元で患者会を立ち上げます」と啖呵を切ってしまいました。

「いつごろ？」の質問に「来年の春までに」と口から出てしまったのです。そのときが十二月ですから、四カ月しかありません。「立ち上げるときは必ず教えてください」と言われましたが、目当ても手当も伝手も何もない。がんになった人はみんな心をふさいでいるから仲間もいない。

どうしようか、どうしようかと思って、ノイローゼになりそうだったのですが、二月に突然、昇幹夫先生から電話がかかってきました。私は最初「昇先生」という名前は知らなくて誰だろうなと思いました。

「昇ですけど。あなた、富士登山でよく頑張っていましたね。僕は九大出身で福岡にはよく行くんですよ」

「ガン患者日米合同富士登山」のとき、医療班のアドバイザーとして参加されていた先生でした。でも、お話ししたこともないし、こちらは顔も知らないので、「ああ、そうですか」としか言えない。用件は、今度、福岡で講演をするので聞きにいらっしゃい、というお誘いでした。

電話でいろいろ話しているときに、思い切って患者会のことをお話ししてみました。「先生、ご相談があるんですけど」「病気のこと?」「いや、実はこれこれで啖呵を切って、もうあとにも引けないし……」。そうしたら、「立ち上げなさい。四月二日に福岡ドームで開かれる医学会総会で私が三時から講演するから、お昼ぐらいに集まりなさい。一人でも二人でもいいじゃない」と言われ、「よし、やるか」と決断して四月二日に「ミニ患者塾」の発足会を開きました。不安でしたが、当日は二十五人集まったのです。

帯津　広告か何かしたんですか。

松尾　広告も何もしていません。私の友達の友達とか、私が前に勤めていたときのお客様とか、近所の人とか、とにかくがんを経験した人がいるというと声をかけていき、その人たちが集まったんです。そこに昇先生もみえて三十分ぐらい話をしていただきました。
翌日の新聞に、福岡ドームで大規模な医学会総会開催という記事が載り、いっしょに「ミニ患者塾」立ち上げの様子も紹介されました。すると、連絡先になっていた私の店に電話が次々とかかってきました。その中には、「私もがん患者です。次回の開催はいつですか。ぜひ参加したい」という声が多かったため、同じ四月の二十九日の祭日に、福岡のホテルの会議室を借りて二回目を開催しました。そのときの参加者は四十八人でした。

帯津　すごいですね。

松尾　そのとき、私が「この会は、私が一人でつくる会ではない。みんなが主役で、みんながつくる会だから、協力してほしい」とあいさつしたところ、七、八人の方が手を挙げて、「それでは、世話人になります」「私は会計をします」。うれしかったですね。

帯津　「青葉の会」という名前はいつつけたのですか。

松尾　最初はひいらぎの会の福岡支部ということで立ち上げました。一年経ったとき、ひいらぎの苗は福岡で育って青葉が出たということで、ひいらぎの会福岡支部をやめて青葉の会に改名しました。

帯津　なるほど。ひいらぎの会は、いまもやっていますね。

松尾　いまもやっています。ただ、小形代表は四年前の東日本大震災の年に亡くなられました。私はいまでも何かあると、ひいらぎの会を訪ねています。

青葉の会の活動

帯津　いま青葉の会は会員が何人ぐらいいるのですか。
松尾　二百九十人です。
帯津　大したものですね。定期的な集まりはやっているのですか。
松尾　ふだんはグループごとの集まりをやっています。食べる物がいちばん大事ですから、「にんじんグループ」という名称で、薬膳(やくぜん)料理を基本にして、それに近い形で先生に指導していただいています。
帯津　薬膳でやっているんですか。
松尾　全部薬膳というわけではありませんが、身近な食材でできるものを教えていただいています。「えんぴつグループ」の丹田呼吸法は月に二回集まっています。野山を歩いたり、登山をするのが「やまびこグループ」です。「医療グループ」や「コーラスグループ」もあります。
また、毎年一回、講師の方をお招きして講演会を開いています。さらに、年に一度、一泊セミナーを開催しています。近場にこんもりとした森があり、そこでやっています。これは最初の頃からずっと続いていて、今年十二回目を迎えます。
一泊セミナーでは、青葉の会の医療アドバイザーで、私のがんを最初に見つけてくださった内科の先生や、その他講師の先生をお呼びしてお話をしていただいています。たとえば、西式健康法の石井文理先生に、断食を中心としたお話をしていただいたり。

毎回何人か体験発表もします。それに対して、医療アドバイザーの先生が話をする。その後いくつかのグループにわかれて交流や情報交換をしています。

帯津　私たちが以前よく交流していた「上海癌クラブ」は、郭林新気功といって、がんに効果があるといわれる気功をするグループですが、年中会合を開いています。まず最初に三週間、食べ物のこと、気功の基本など、初歩の教育を受けるんです。それから、毎朝地域ごとに集まって気功をやっています。会員は一万人ぐらいいるでしょう。

上海癌クラブも、一人一人はみんな違う病院で違う治療を受けています。それが一堂に会して、体験を語り合ったりして孤独から解放される。それが大きいんですね。自分だけががんで家族はみんな丈夫だったら、家でも孤独なんですよ。

上海癌クラブは、会員が手術から三年無事に生きると「三歳の誕生日」というのをやります。五年すると「五歳の誕生日」。

松尾　すばらしい会ですね。上海癌クラブの取り組みは、それぞれ治療を受けている患者さんが、徹底して三週間、食を学び、気功の初歩の教育を受ける。そして一堂に会して体験を語りあい、ひとつの目標に向きあう。その一歩一歩の積み重ねで「誕生日」を祝うんですね。先生のお話から、何かからだの底から力がわいてくるような思いです。

ホリスティック医学

松尾　帯津三敬病院は先生が創設されたのですか。

帯津　そうです。

松尾　帯津三敬病院の「三敬」はどういう意味なんですか。

帯津　病院をつくったとき、「帯津病院」としようとしたら、私の同級生で易をやるのがいて、「字画が悪い。この『帯津』と『病院』の間に何かを入れろ」というわけです。「じゃ、『敬』という字を入れよう」と言ったら、「『敬』か。それじゃあ、もう一文字、三画の字を入れてくれ」と。「じゃあ『三敬』でいいや」というので帯津三敬病院になったのです。でも、「三敬」の意味はどうするということになって、『老子』に「三は万物を生ず」とある。万物を敬うんだからいいじゃないか。それで押し切った。でも、病院を開いたころは、「三敬」というのは私の名前だと思っている人がいました。「帯津三敬先生」なんて言われてね（笑）。

松尾　帯津三敬病院を創設されたときから、ホリスティック医学を治療の基本におかれていたのですか。

帯津　その前、都立駒込病院にいたとき、西洋医学の限界を感じて、中国医学を取り入れようと思って中国にも視察に行きました。でも、当時、西洋医学の最先端を行っていた駒込病院では無理だと思って、一九八二年に西洋医学と中国医学を結合させた病院をつくったのです。漢方ができて、気功ができて、針灸ができる病院です。

ちょうどそのころ、アメリカでホリスティック医学という考えが起こってきて、東京医大を卒業した若手の医師が集まって研究会をつくったのです。ホリスティック医学というのは、簡単にいうと、からだしか見ようとしない西洋医学に対して、からだ（body）、こころ（mind）、いのち（spirit）を丸ごと一体のものとしてとらえる医学です。ところが、集まっても何をしていいかわからないので、まずは変わったことをしている医者を呼んできてしゃべらせたわけです。私も変わった医者のひとりと見なされたようで、呼ばれてしゃべりに行きました。それから彼らとの付き合いが始まって、一九八七年にその研究会を母体にして日本ホリスティック医学協会を立ち上げるとき、設立メンバーの一人として参画しました。

駒込病院までは、ふつうの西洋医学で、手術ばかりやっていました。当時は手術をいかにうまくやるかしか関心がありませんでしたね。

松尾　日本ホリスティック医学協会が設立されたころには、丹田呼吸法もやっておられたのですか。

帯津　丹田呼吸法は、駒込病院に勤めていたころ、柔術に強くなろうと思って始めたのです。だけど、やってみるとだんだん呼吸法自体が面白くなってきた。その後、中国へ視察に行ったとき、初めて気功に出会いました。呼吸法をやっているから、その真価がすぐにわかったのです。「ああ、これだ」、がん治療に使えるのは気功だと思ったんです。

松尾　すばらしいですね。お話をお聞きして、先生のおひとつおひとつの思いや行動が、本来のほんとうに温もりのある医療に結びつくと、つくづく思いました。

青葉の会は、だいたいみなさん、西洋医学で治療したあとで入会されます。基本は、代替医療、東洋医学で、私はホリスティック医学の考え方を生かせる会にしたいということは、はじめから話しています。

よく抗がん剤をどうしようかとか、相談を受けます。本当にその人が自分の力で回復できなくて、医師が抗がん剤を勧めるならば、究極的にそれは受けるべきだと思います。手術も、あたまから拒否するんじゃなくて、本当に必要という先生の判断であれば受ける方向に考える。でも、先生がおっしゃるように、主治医を信用できないと思っているときの治療は何であれやめたほうがいいですね。心から信頼していないと絶対駄目です。

帯津　そのとおりです。統合医学のオピニオン・リーダー的存在であるアンドルー・ワイルさん(アリゾナ大学)の提唱する〝信頼の三角形〟ですよ。患者がその治療法を信頼し、医者もその治療法を信頼し、さらに患者と医者の間が信頼の絆で結ばれている。医療の基本中の基本です。

「庖丁(ほうてい)」の話

松尾　以前、帯津先生が書かれた本で、昔、中国に牛を解体する料理人がいて、それを王様が見て感心したという話を読んだことがあります。

帯津　『荘子』の養生主篇にある「庖丁」の話ですね。

松尾　そうですね。腕のいい料理人が、見事な包丁さばきで牛を解体していく。それを見た王様が、すごい腕前だと感嘆すると、その料理人が言います。からだの中には隙間があります。その隙間は最初は見えないのですが、何回も解体しているうちに見えるようになりました。そうなると包丁がスムーズに入るのです、と。この、見えないものを見るところに中国医学の原点があるんじゃないかと帯津先生は書かれていたと思います。

帯津　「庖丁」の庖は台所のことで、丁はその仕事に携わる料理人の名前です。台所で使う刃物を包丁と言いますが、この言葉は「庖丁」から来ています。

見事な手つき、身のこなしで牛を解体する料理人を見て、王様が「技もここまで極まるものか」と感嘆する。それに対して料理人は「私の求めているものは道でございまして、技以上のものでございます」と言うのです。

はじめは夢中で解体していて、どうしたらいいかよくわからなかった。でも、何年もやっているうちに、皮と肉、肉と骨の間に隙間があるのが見えてきた。さらに何年も経つとその隙間がだんだん大きく見えるようになってきた。そうなると、あとはそこに刃を通すだけで、骨を切ったりしないので刃こぼれもしません、と。その話を聞いて王様は、養生の道を会得した、と言います。

私は、からだのなかにはいろいろ隙間があって、その隙間には目に見えないつながりが存在しているのだろうと考えています。私はこれを「生命場」と呼んでいます。修行を積むにつれてこの「生命場」が見えてくるのが養生の道であり、ホリスティック医学の目指すところです。

松尾　青葉の会のモットーは「あわてない　あせらない　あきらめない！　希望が持てます　愉しみながら克服しませんか！」という言葉なんですが、がんを克服するというのは、ただからだの中からがんがなくなるということではないと思うんです。

帯津先生は、中国医学は見えないところにつながりを見るのがひとつの特徴だと言われます。また、ホリスティック医学はボディー、マインド、スピリットが一体になった人間丸ごとを見ていく医学だとおっしゃいます。がんを経験すると、たしかにがんは発病した臓器や部位だけの問題ではないということを実感として感じるようになりますが、そのことをもう少し詳しくお話しいただけませんか。

「生命場」のエネルギーを高める

帯津　私はもともと食道がんが専門の外科医でした。外科医は年中おなかや胸を開けて見ているから、からだの中が隙間だらけだというのはよくわかっているんです。でも、何もないんだから、西洋医学はそんなものに注目しません。あくまで目に見える臓器だけ問題にする。しかし、そこに注目するのが中国医学なんです。

中国には五行説という思想があって、万物は木・火・土・金・水の五つの要素から成り立っていると考える。そして相生・相克といって、この五つの要素は互いに影響し合っていて、その関係性によって万物は変化していると考えるわけです。からだで言えば、木・火・土・金・水はそれぞれ肝・心・脾・肺・腎に対応している。だから、たとえば木にあたる肝臓が悪いときは、木に強い影響を与える金すなわち肺から見ていかなければいけない、というようなことです。

この考え方を発展させると、からだの中には、臓器と臓器、組織と組織、細胞と細胞の間に見えないつながりがある。そこをしっかり見ていこうということになります。これは、人間丸ごとを見ていくホリスティック医学にも通じます。

西洋医学は目に見える臓器、部分に関しては非常に鋭いものがある。一方、中国医学は目に見えない臓器と臓器とのつながりに注目する。この二つを合わせれば、より奥行きの深い医学になるだろうと考えたのです。

松尾　「生命場」のことをもう少し教えていただけないでしょうか。

帯津　そんなことを考えていたころ、「場」の理論家の清水博さんにお会いしました。清水先生に、「中国医学をはじめとする東洋医学はどんな医学だと思いますか」と聞かれたので、「エントロピーの医学だと思います」と言ったら、「ええ、それも一つの見方ですね」と。エントロピーは熱力学の概念で、簡単に言うと無秩序化の指標です。たとえば、老廃物のようなものだと考えればいいでしょう。

清水先生は、『生命を捉えなおす』という中公新書の中でエントロピーの問題に触れている。だからもちろん反対ではない。「だけど、私は中国医学は『場』の医学だと思います」と言われました。そのお話をお聞きして、私はまず電信柱と電信柱の間の電線のように、目に見えない隙間につながりがある様子を思い浮かべました。そして、そのつながりのネットワークの網の目をどんどん小さくしていくと「場」になるなと。

つまり、からだの中には目に見えないつながりのネットワークがあって、これは突き詰めると「場」なんです。「場」はエネルギーを持っているし、自然治癒力も持っている。これが、医療、医学を考える上でとても重要です。そういうところから「生命場」という言葉を使い始め、「生命場」を高めるという観点から、中西医結合やホリスティック医学を捉え直すようになったのです。

とりわけがんの場合は、松尾さんがおっしゃるように、がんになった部位を見るだけでなく、からだ全体を深くつながりあった「生命場」と捉えて、「生命場」のエネルギーを高めることでがんを克服する道を探っていくことが大事だと考えています。

松尾　目に見える部分に集中する西洋医学。また一方では、臓器と臓器の隙間に見えないつながりがある。その見えないつながりが重なり合うところに「生命場」が存在している。今まで「生命場」について自分なりに漠然と考えていましたが、今日、先生のお話をおうかがいして、そのイメージを身近に感じとることができました。

帯津　そうですか。「生命場」はなかなか理解してもらえないことも多いので、うれしいですね。

目指すべきがん医療

松尾　帯津先生の目指すがん医療というのは？

帯津　医療というのは「治し」と「癒し」だから、両方が同じ場に整っていないといけない。たとえば、うちの病院の場合だったら、気功とか、漢方薬とか、ホメオパシー、患者会、いろいろやっているから、「癒し」の側はわりあいに充実しているんです。それでも、もっとレベルアップできる戦力が欲しいですが。

一方、「治し」を得意とする西洋医学側は、いまちょっと弱いんですね。西洋医学も、ただこれがやれるというだけではいけない。たとえば、いまも肺がんで、背骨に骨転移している患者さんが入院していますが、放射線しか手がないんです。ところが、うちには放射線の設備がないから、埼玉医大まで毎日タクシーで通っている。こういうのじゃ駄目だと私は思うんです。放射線も自分のところでやれるようじゃないと。いま私は陽子線や重粒子線に期待しているんですが、これも、よそへ頼んでいるんじゃだめですね。ただ、そういう設備は導入するのに莫大なお金がかかるから、簡単には実現しない。

「治し」と「癒し」それぞれのレベルアップを図りながら、お互いの信頼関係を高めていくことが必要です。うちは患者会が盛んで、けっこう面白いんです。いろんなことを言う。抗がん剤を打ちにきた人を捕まえて、「抗がん剤なんか打たなくていい」とか（笑）。それはそれで正直でいいんだけれども、受け持ちの医者としては、これから抗がん剤治療をやろうとしていたら、患者さんが、「患者会に行ったら、打たないほうがいいと言われました」と言いにくるわけです。そうすると、「何を言っているんだ」ということになりますね。そういうことではいけないんで、お互いに思いやりを持って付き合うようにと言っています。

いちばん大事なのは、「治す」とか「癒す」とかいうことではなくて、その人の人生をしっかりと全うさせてあげることだと思うんです。医療というのはそういうものです。それで、ホリスティックにやるためには、一つの場の中ですべてを賄えるようにする。そして、お互いに信頼関係にある場をつくっていかなければいけない。うちの病院もこれから何十年かけてそういう場をつくっていく。私は生きていませんが、その道筋をつけることができればいいと思っています。

青葉の会のユニークな役割

松尾　今日は、大変貴重な時間を作っていただき、ありがとうございました。医師と患者との太い信頼関係によって、結果的に、自然治癒力が最大限に発揮されるということを改めて学ばせていただきました。

青葉の会は今年設立十二年を迎えます。十二年を迎えるに当たって、先生から何か一言メッセージを頂戴できればうれしいのですが。

帯津　いま言ったように、医療というのは、「治し」を担う西洋医学と、自然治癒力を高め「癒し」を目指す療法とを統合して、患者さんと医療者の関係性を常に限りなく高めていくことが必要だと思うんです。青葉の会はそういう全体のレベルを上げる努力をしているし、一人一人の問題もそこで考えている。それがとてもいいし、そこにこの会のユニークな役割があると思います。

松尾　それでは、この方向でやっていけばよろしいのですね。これからも青葉の会へのアドバイスをよろしくお願いいたします。ほんとうにありがとうございました。

帯津　こちらこそ、ありがとうございました。

帯津良一（おびつ・りょういち）

医学博士。一九三六年埼玉県生まれ。東京大学医学部卒。都立駒込病院外科医長などを経て、一九八二年帯津三敬病院を開設、現在は名誉院長。日本ホリスティック医学協会会長、日本ホメオパシー医学会理事長。塾頭を務める養生塾が全国に約二十カ所ある。著書に『粋な生き方』『まぁるく生きる』『がん「余命宣告」でも諦めない』『からだが整う　呼吸法』『達者でぽっくり。』『養生という生き方』、五木寛之氏との対談『健康問答』『生死問答』ほか多数。

第2章

私の足跡

松尾倶子

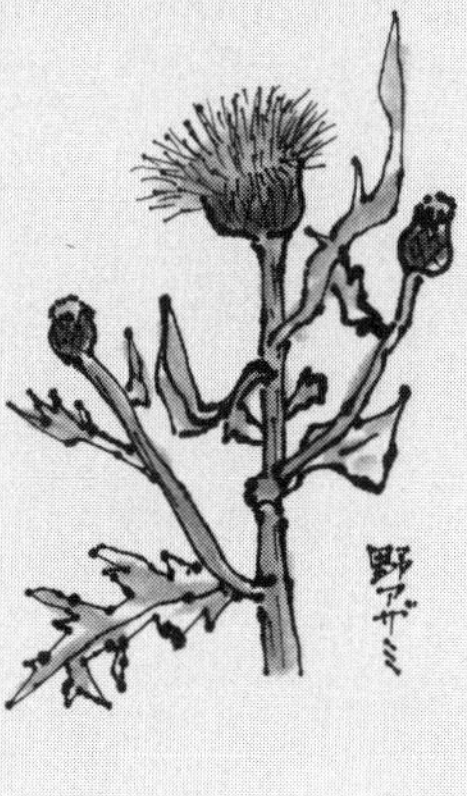

蚊帳（かや）の外

「あと、五分早かったら……」

実家仙台に住む兄から母の容態が急に悪くなったと電話が入り、取るものも取りあえず、福岡空港から飛ぶ。四年前の東日本大震災の年の冬で、仙台は交通手段がまったくつかめず、やっと病室にたどり着いたときの先生の言葉でした。

九十九歳になる母は、亡くなる一年前から入院先の病院でもほとんど食が摂れず、会話もまったくありませんでした。

そんな状態が続いているとき、母を主人と訪ねて帰ろうとした別れ際、主人が「バアちゃん、また来るね。元気でね」と言ったあとすかさず、突然はっきりと、「祐作さん、遠いところ来てくれてありがとうございました。気をつけて帰ってください」。この一年間ひと言も話さなかった母の声に、先生、看護師さん、連日のように顔を出している兄、全員が驚きの声を上げました。

一年後に亡くなるまでそれが最後の声だった母。四十数年もの間、父の仏壇を守り、気丈にも一人暮らしを全うした母の思いがそのまま言葉になって出たのかもしれません。

母の見舞いや看病はほとんど兄姉にまかせ、私は仙台に行っても病院に顔も出さず、福島の避難所、石巻の被災地に訪問に行くことのほうが多い、最後まで親不孝者でした。

私は昭和二十年六月、仙台市で生まれました。数年間子どもが授からなかった両親は、親類から男の子を養子に迎えた次の年、男の子が誕生し、また次の年も男の子、そのまた次の年も男の子と、母は養子を含めて年子の四人の男の子を育てていたのです。

その二年後、両親にとって待望の女の子が生まれ、さらに四年後、私が生まれました。そんな私は何をするにも「蚊帳の外」。すべて姉中心で、姉が熱を出せば即診療所に飛び、私が三九℃の熱でも、越中富山の薬箱です。なにせ姉は色白で細身、可愛くて頭がいい。私は赤ら顔で丸々とただ大きいだけ。四、五歳の頃から、特に食べ物には戦々恐々で、常に自分の分はしっかり確保しようとしていた記憶があります。

変わった子

小学校低学年の頃は学校がつまらなくなると、布のカバンに道具をつめこみ、教室を抜け出して帰宅。いちばんの自分の居場所の押入れにこもり、一人の世界にひたることも度々でした。今と違って当時は、教室から一人や二人消えても先生も気にしない、いつ帰ってきたのか母も眼中にない、そんなありさまでした。

私たち兄姉をよく知る先生から、「アンチャン、ネエチャンはみんなマドモなのに、なんで末っ子のトモコは、うまくいがねんだアー」と言われたのを覚えています。

小学校は家から二、三分のところで、住んでいるのは小田原地区。家の門の向かいから案内地区です。学校は案内地区にあり、昔から母の言いグセは、「案内の子とは遊んではダメ。家から離れている小田原の子と遊べ」でした。しかし学校の友達はほとんど案内住宅の子です。その頃は、母が案内と小田原の子をなぜ区別しているのか分かりませんでしたが、案内の子は活発で騒がしい、小田原の子はおとなしくて礼儀正しいという偏見がありました。私は性格的には根っから案内の子だったのです。

あるとき、家の裏山の小高い丘のナザレト幼稚園で運動会があり、私は卒園生でもないのに徒競走に出て一等になりました。ノートやえんぴつの賞品をかかえ、幼稚園にもきてないのに「ペロンコ」(ずるいこと)して走ったと案内住宅の子どもたちから騒がれ逃げて帰ったこともありました。勝てばあの賞品がもらえる!　気持ちはそれだけで参加してしまいました。

小さいときから負けず嫌いで、スカートこそ履いていましたが、やることは男の子の遊びが主でした。兄姉が多いせいか、家の前の庭でよく遊びました。八歳上の長兄が考案したテニスボールにゴム輪を長く結びつけ、ラケットで打ち返したり、また長兄手作りの大凧(おおたこ)で凧揚げをしたことが懐かしい思い出になっています。

そんな中、なにがキッカケなのかわかりませんが、自分でも不思議なくらい「ヤマカン」が働き、何か尋ねられたことに答えると当たることに気がつきました。試験の出題箇所が当たったり、近所で生まれてくる赤ちゃんの性別、トランプ遊びの相手の数字が見えてきたり……。その話が広まり、地元の河北新報に取材され、「霊感少女出現……」という記事になる始末でした。母はこういう変わった娘が阿部家にいると、近所の手前、世間体が悪い。何より兄や姉の縁談に響くといい、私は無言の抵抗を続け、一人こもるクセがますます強くなっていきました。

今にして思えば、五十一歳のときの厳しいがん告知で奈落に落ちながらも、なんとかはい上がってこれたのは、小さいときから泣き言は言わない、負けず嫌いで、何ごとも恐れない精神が土台としてあったような気がします。

その頃から父と母の会話に、私を養女にだす話がよく出ていました。福島県伊達郡霊山町に住む母の弟に子どもがいないこともあり、私は学校の夏休み、冬休みはほとんどこの叔父さんの家で過ごしていたような気がします。村長をしている叔父さんの家に行くと、いろんな人から、「仙台のイクヤン（私の母）のトモチャンだないん。いずこっちさ来るんだい」と聞かれていました。

父との別れ

相変わらず変わった子、とんでもない子と思い続けている母。銀行員だった父は、私と母のことを陰で見守りながら、なにかと私を気遣ってくれました。

土曜日の午後、銀行の仕事が休みのときに、自転車に乗り、遠い親戚や野山に連れ出してくれたり、あるときは家の前の広い畑でひと仕事すませたあと、畑の隅にある物置小屋で、いつのまに家から持ってきていたのか、バイオリンケースを開け、土手の上で弾いて聴かせてくれたこともありました。でも、家の中で父がバイオリンを取り出し、弓を松ヤニで磨き始めると、近くにいた兄や姉はひとりずつ姿を消します。誰ひとり父にバイオリンを習う者はいませんでした。

毎年、年の暮れになると、大晦日まで家族全員で大掃除、そしてお雑煮、おせちの準備でてんてこまいですが、東北の風習なのか、わが家のならわしなのか、元旦の朝は、母も私たち子どもも目が覚めても決して起きません。餅のこんがり焼けた匂いが漂う頃にようやく起き出すと、父が一人で用意した雑煮、ごま餅、ずんだ餅、汁粉餅、松前昆布など、料理がきれいに並んでいるのです。

父にはもうひとつ隠し芸がありました。手品です。銀行の家族の集まりで披露したとき、大受けだったのが卵を瞬時に鶏に変える芸。いよいよ山場にさしかかったとき、何と父の足元から鶏が飛び出してしまいました。それでもあわてずシルクハットをかぶり直し、「ようこそ、鶏さん」。揚々と場を持たせました。心配気な母をよそに、上手に乗り越えた父に対して家族全員大喝采でした。

私が中学三年生になり、母の姉弟五人で私の養女の話が具体的になってきたとき、父が仕事中に銀行で倒れ、突然の別れとなりました。穏やかで多くを語らない父との別れは、言葉にならないほどの衝撃でした。

初七日を迎えた日、部下だった方が、職場にあった父の遺品を箱に入れ持参されました。その中に、机の引き出しに入っていたという革の厚いノートがありました。何ページ目かに「我が子は手放さない。たとえどんな事情があっても、血を分けた子は決して手放さない」と記してありました。

この父の絶筆とも言える文章を読んだ母は決心し、私の養女の話はなくなり、私は仙台に落ち着くことになりました。

何かにつけ気丈にふるまっていた母も、家の柱石となっていた父の存在を突然失い、毎朝、仏壇の前に座る時間も、長くなっていました。

長いトンネルを抜けて

数年たったある日、ほとんど上がらない二階の物置にしている部屋の片付けをしていたときに、しっかりと紐で結ばれた、現金書留封筒のかさ高い束が目に止まりました。

当時、一人早く家を出ていた次兄が、勉強のかたわら、アルバイトをしてその一部を母に送ってきたものでした。母のことを思い、家のことを思って送り続けた次兄、それをどんな気持ちで受け取っていたのか。捨てきれずに残していた書留封筒の束を見て、母の次兄に対する底知れない感謝の思いを知りました。私は母に対して、兄姉たちの陰の支えなど考える余裕もなく、自分のことだけに終始して、まわりのことなどいっさい見ていなかったのです。身勝手な自分を思い知らされました。

そういう中にあっても、なお暗い性格のまま何年か過ぎ、私はある日、三番目の兄の机の上にあった黒表紙の分厚い本に目が止まりました。興味津々、手に取ってみると、それは聖書でした。兄は大学卒業後、牧師の道に進む寸前、結核になり、退院後自宅療養していたのです。

たまたま開いた聖書の中の言葉、マルコによる福音書の中の「エッファタ（開け）」という句に目が釘付けとなりました。イエスが、耳が聞こえず、舌の回らない人を癒す奇跡の話やたとえ話を繰り返し読んでいました。

病人を癒す、閉じられていたものが開かれ、不自由な状態から解放される。自分一人の力ではどうにもならないときこそ、望みを捨てず時間を待ち、原点にかえって初めて自分を見つめることができる――「エッファタ」の一句を理解するまで半年近くかかりました。少しずつわかりかけたとき、まるで今の自分をお見透しかのような天の声を聞くことができ、同時にそれまで暗くとじこもっていた殻が破れ、長いトンネルから光が差し込んできた思いでした。

この頃からでしょうか、小さいときからの母に対する恨みに近い思いや、しがらみの糸が解けたような気がしました。

亡くなる一年前からまったく話さなかった母の口から出た最後の言葉のことを冒頭に書きましたが、その言葉は小さいときからの私と母との確執をほどく鍵だったのかもしれません。

それからは、「自分の進むべき道は自分で決める」と決心、二十歳で勉強を続けることから就職の道に切り替え、自分で働くことにしました。運よく外資系製薬会社の所長秘書の採用試験に合格、就職することになりました。入社試験後の家族への身辺調査は念のいったものでした。薬に対してまったく無知であった私は、会社の業務で表に出せない現代医療・薬の功罪の裏の裏を知ることとなりました。

クリスマスのサンタ

仙台で結婚後、大学勤務の主人が福岡在住の先輩からの誘いに応じ、二人ともまるで何も知らない福岡に来て、早くも四十数年になります。

来た当時は右も左もわからず、福岡の水が私のからだに合わないこともあって、ふさぎ込みがちでしたが、ある日突然、数年前に真っ暗闇の殻を破り、前に一歩を踏み出せたときの思いがよみがえります。小さい子どもをかかえながらも、なにか地域にとけ込むことはできないかと、いつのまにか何事にもトライする考え方に変わっていきました。

クリスマス、私が小さかったときの夢は「本物のサンタさんからプレゼントをもらうこと」。この叶えられなかった小さな夢を、我が子には実現してやりたい！　きっと喜んでくれるだろうと思いたちました。さっそく、赤と白のネルの布地を買ってきて、直線仕立てで洋裁とはほど遠いながらサンタクロースの服を作り、白いヒゲ、帽子を揃えました。イブの日に主人が家の外で着替え、用意したプレゼントを白い袋から取り出し、「メリークリスマス！　サンタさんだよ」。普段の声とは変えたシブイ演技で、二人の子どもは大はしゃぎ、「夢がいっぱい詰まったクリスマス・イブ」となりました。

当時三歳だった息子が喜んで友達に吹聴したのでしょう、翌年には子どもの友達や近所のお母さんからの依頼が次々と舞い込みました。親から何も知らない子どもさんへ渡す品物がわが家に集まり、袋に詰め込みます。最初は主人のサンタでしたが、当時近くに住んでいた義兄、そして主人の大学の教え子さんたちの学生サンタ数十人に年々バトンタッチされ、プレゼントを届けてまわりました。多いときには四十数軒の家を巡回し、三十三年間続けることになったのです。

頼まれた子どもさんへのメッセージをサンタに渡し、本物のサンタさんに驚き喜ぶ子どもたちの姿を感じ取れる裏方に私がいました。

自宅でのコンサート

たまたま主人がエジプトの旅で出会った歌手佐々木ジョウ氏。昔の「ロイヤルナイツ」のメンバーの一人で、歌も本格派です。主人は旅行中に聞いたその歌声に大変感動していました。そのジョウ氏が仕事で福岡に見えたとき、空きの一日にわが家でコンサートを開くことになったのです。

素晴らしい歌、素晴らしい人に出会ったら、その素晴らしさを一人でも多くの人と分かち合いたい。こんな小さな夢が実現したのです。私は案内状を作って近所の方に配りました。

「……舞台もない、どん帳もない、スポットライトもピアノもない。しかし、ジョウさんの歌は、聴く人一人ひとりに感動と、果てしない夢を与えてくれることでしょう。

このような『ワ』が身近な場から地域へ、日本全体から世界へ広がることを祈ります。どなたでも、どうぞお越しください」

近所の酒屋さんのご主人は、カレンダーの裏でポスターを手作りし、あちこちに貼り出して宣伝してくださいました。

プロのライブが聞けるというので、当日はとなり近所から六十七名もの方々が集まりました。畳の上にステージ靴で立ちながらの独演で、部屋に入れない人は廊下や台所で聴くありさまでした。翌年は自分の座布団・湯のみは持参とどなたかが決めて、アンコール開催となりました。

長く続けていくということ

三十三年続けたクリスマスのサンタや自宅でのコンサートから、喜んでもらうことの楽しさ、難しさなどたくさんのものを学ぶことができました。そのときの経験が、後の青葉の会の講演会やイベント開催に活かされているような気がします。

私は「継続は力」「苦労が多いほど喜びも大きい」という言葉が、青葉の会の活動にも当てはまるのではないかと思っています。「今度講演会をします。聞きにいらっしゃいませんか」という周りの人への声かけが大事です。会員さんの呼びかけ、クチコミなくして人は集まりません。縁あって出会った青葉の会、「一人一人の素直な気持ちを伝えることが大切です」とご協力をお願いしています。

一枚のチケットでも、売る、買ってもらうというのは、誰でも慣れないことだし、断られると嫌になるし、好きな人はいません。大半の人がこれまで経験したことのない行動をとるのですから、おっくうなものです。でも、たとえ断られても、断った人からがんや病気で悩んでいる人に伝わることもあります。決して無駄な行動ではないと思うのです。

青葉の会はまだまだ知られていませんし、がんで悩む人もなくなりません。結果をおそれない、折にふれての声かけは、思いを伝えることでいつの日か結果がついてくることを教えられました。催事のあとは、疲れも吹き飛ぶ心地よい喜びを味わうことができます。これは何ものにも替えられないものです。

小物の店を開く

手のかかる子育てが落ち着いたころ、天神にあるインテリアの「ニック」に一カ月間のお手伝いを、と頼まれました。福岡の中央、福ビルにあり、西鉄・岩田屋とも関連があるインテリアの店で、デザイン重視、質の高い商品構成、工芸品や民芸品、服、バッグ、アクセサリー等も取り扱っていました。一カ月のつもりが一年、もう一年となり、結局ニックが閉店するまで十七年勤め、退職後、ハンドバッグと小物の店「有限会社セレクション松尾」を開業しました。

ニックでお世話になったお客さまを顧客に、なれない開店にこぎつけ、少し目処のたった半年後、皮肉にも胃がんが見つかり、このままだとあと五カ月の命という厳しい宣告を受けることになったのです。（この頃の経緯は帯津先生との対談をお読みください。）

私と、一人の社員だけの店です。開店したばかりの小さな城を、ここで病のために、閉めるわけにはいきません。なんとか元気になって復帰するための作戦を立てなければなりませんでした。開店の応援に千葉から来ていた姉と私で緊急会議です。その結果、次のように決めました。

・店長ががんで入院していることは、公表しない。
・しばらく海外に仕入れのために出張していることにする。
・お客様からの要望・注文は可能な限り受け、病院から対応する。

日用品ではない商品を扱うお店です。特別な集まりのときや喜びのときに身に付ける高額な商品です。店で心配事、悩みのある素振りをすると見破られてしまいます。不安そうな現実に引き戻すことは、絶対に避けなければなりません。お客様には、いつも元気で明るい「店長」を演じなければならないのです。

病気になっても病人にならないために

結局、胃は五分の四切除、さらに脾臓・胆嚢・十二指腸の一部を切除、しかし心配された腹膜播種はなく、ほっとしました。

あと五カ月という生存日数を示されたとき、五カ月しかないとは受け止めず、五カ月という日数のその一カ月・一週間・一日を「治す」ための時間として自分なりに計画を立てました。

「絶対治って先生を見返してやる」が、「元気になって先生に喜んでいただきたい」に変わりました。そのためには、病院から示されたことを、似たような患者さんと同じようにやっていては埒があかないと思い、自分なりの「心得」を決めました。

〈入院中の心得〉

◉その1　過去は振り返らない、愚痴らない

主治医の告知、がんという病気、たとえどんなに先生の言葉に立腹しても私のからだにメスを入れていただく先生。一生お世話になる覚悟で信頼し、すべてを委ねること。自分がまず自分の病気を受け入れること。

◉その2　薬

自分のいままでの薬に対する考えで、鎮痛剤は極力使用しない、頼らない。抗がん剤は打たない、飲まない。

◉その3　食事

特に油・塩分・糖分を控える。

術後の病院の食事で三分がゆ・五分がゆのメニューは、野菜炒め・煮魚・トリの唐揚げなどで、胃のない私にはとても喉を通りません。病院側に認めていただき、主人が仕事帰りに食材を買い出しし、私が個室のベッドから作り方を説明、特に野菜の煮物、蒸し物や新鮮な小魚などを食べることで乗り切ることができました。夕食は毎日七時過ぎになりましたが、からだの回復の早さは、この食事にあったと思っています。

◉その4　運動

術後二日目からベッドでからだを動かし、ベッドから下りて部屋を歩く。歩くときはからだを丸めず後ろに反って歩く。廊下に出て歩く。五日目から点滴の台やチューブの袋を持ち、階段を一階から五階まで一段ごとにゆっくりのぼる。

下りるときは、一歩足を踏み下ろすたびに吸い込まれそうになり、上る時間の二倍かかりましたが、この訓練の結果、抜糸は同じ日に手術した方より数日早く、傷あとはほとんどわからない状態になりました。先生曰く、「これが本当の自然治癒力だ」。抜糸後はすこぶる順調で、一カ月足らずで退院。それから一週間後には日に三、四時間の職場復帰がかないました。

術後一年目の検診では、血液・CTすべてパーフェクトで、看護師さんたちの拍手の中、手術を担当していただいた先生がいちばん喜んで力強い握手をしてくださいました。先生に喜んでいただいたことが私にはなによりうれしかったです。

〈退院後の心得〉

退院するときにほとんどの先生が言われる言葉、「もう悪いところは取りました。あとはゆっくり好きなものを食べて、好きなことをしてお過ごしください」。このとおり素直に聞いていていたらどうなるでしょうか。入院中はスタッフの方に守られていても、退院後は自分が自分のからだを管理していかねばなりません。

◉その1　情報に振り回されないこと
◉その2　自分のからだの状態にあった生活パターンを考える
◉その3　人と比較をしない
◉その4　できるだけからだを動かし、自分にあった運動を見つけ、継続して行う
◉その5　油・塩分・糖分を見直す
◉その6　小豆の玄米と菜食を心がける
◉その7　同じがん仲間の治った方の声を聴く
◉その8　治ったらこれをするという、なにか目標を持つ

◉その9　からだを冷やさない
◉その10　自分にできる呼吸法を身に付ける

そのほか私自身の取り組みとして次のようなことを行いました。
◉1　飲尿療法（朝一番、夜眠る前の尿二〇〇ccずつ）
◉2　びわ温灸、またびわの種を食べる（一日三個）
◉3　こんにゃく湿布（煮込んだこんにゃくをタオルで二重にくるみ、肝臓・丹田・腎臓にびわの葉とともに当てる）
◉4　時間が許すかぎり歩く（早朝三十分から四十分）
◉5　呼吸法（丹田呼吸法）を一日二回行う

「生きる機微」を一匹のサルから学ぶ

術後一年くらいのときに、昔から大好きなサルを見に大分県の高崎山に出かけました。ある群の百匹前後の集団の中に一匹だけ、胸からお腹がズタズタに破れ内臓の一部が垂れ下がっている状態で、ノロノロと集団にやっとついて餌を探しているサルを見つけました。

野生の宿命で、どんなひどいケガでも手当はできません。自分のからだは自分で守らなければ

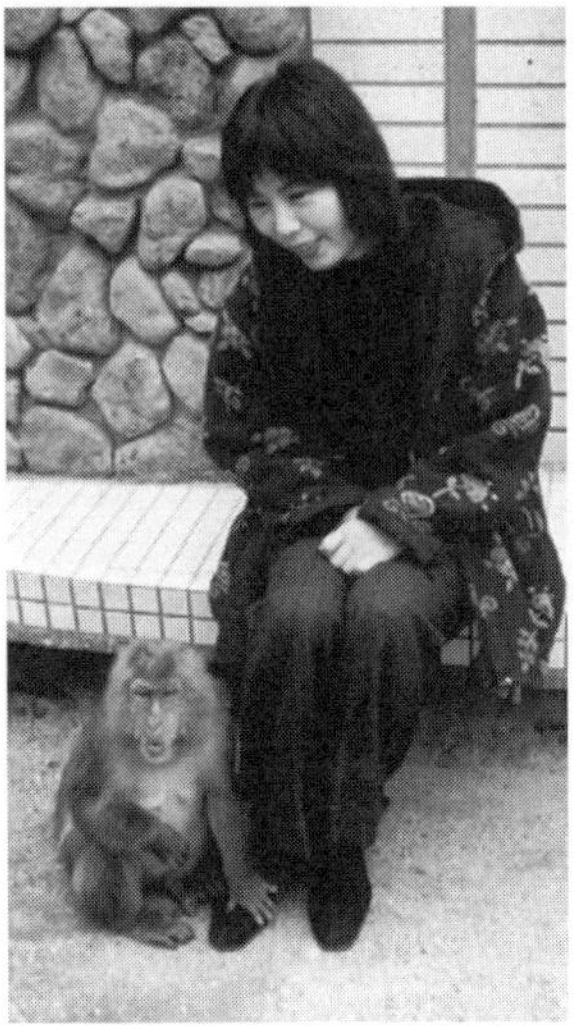

生きる機微を教えてくれた高崎山のサル

生きていけない。うずくまっては、また一歩、ひたすら仲間についていく。私はこの一匹のサルから、がん患者である私たちに、たとえ逆境に立っても決して生きることをあきらめない「生きる機微」を教えられた思いでした。この写真はそのときのサルが元気になって、私を集団のサルから守ってくれているところです。

福岡から福島への思い

二〇一一年三月十一日の東日本大震災での地震や津波被害の大きさ、原発の放射能汚染の広がりには、故郷宮城県、そしてひいらぎの会のある福島県のことでもあり、家族や知人、ひいらぎの会の会員さんの安否を含め、心を痛め続けました。

震災の二週間前には、ひいらぎの会代表世話人の小形武氏の逝去の知らせを受け、「救われたいのちだから、役に立つことをしたい」という思いがいっそう強くなっていました。

青葉の会としてできることを、できるかぎり応援していくことを決め、周囲に呼びかけたところ、震災カンパと義援金が会に寄せられました。福島市・石巻市を四、五カ月に一回訪問して支援物資やカンパを届けています。仮設住宅が完全になくなり、みなさんが安心して住め、当たり前の生活ができるまで、私たちの思いを伝えていきたいと思っています。

「家は地震にも津波にもあっていない。ただ福島第一原発の危険区域ギリギリで、避難してきた。身の回りの物も取りに帰れない。食糧は、菓子パンとおにぎり。子どもを外で遊ばせることもできない。親も子どもも限界です」

「本を見つけて切り絵に挑戦しています。狭いスペースで何カ月も生活していると、一瞬、気が狂いそうになる。突然、野菜作り禁止。これで食べていっていたのに、お先真っ暗。早く当たり前の普通の生活を返して！」

福島市あづま総合体育館の避難所を初めて訪ねたとき、話していただいた方々の声です。

お風呂にゆっくり入りたい。でも、入浴時間は一人十五分に制限され、洗った髪を乾かす間もない、と聞いて思いついたのがタオル帽子でした。もともとは、抗がん剤で髪が抜けた方の夏のカツラ用に、岩手県のがん患者さんが考案されたものです。作り方、縫い方を教え合って、会員さんはじめ、たくさんの方のご協力を得て届けることができました。洗髪して濡れたままかぶるタオル帽子はおばあちゃんにも好評で、カラフルで可愛いものを選んで使っていただき、「私に似合ってる？　少し派手かな？」「若返ったよ」とほほえましい会話も聞こえてきて、嬉しくなりました。

ご両親、ご主人が津波に流され、五カ月の乳児をかかえた三十一歳の母親は、避難所で胸がパンパンに張って苦しんでいました。私の自己流ですが、たまっている母乳を蒸しタオルで出すやり方が効果てきめん。現場の医療チームは目に見える病人だけでなく、見えない所で苦しんでいる人のことも気にかけてほしいとつくづく思いました。

これまで折に触れ俳句らしきものを作っていました。外で遊べず避難所で動きまわる小学生を集めて、五七五の俳句をいっしょに作りましょうと声をかけました。ノートに書いていたのがおばあちゃんたちの間にも広がり、眠れぬ布団のなかで指を折って考えた俳句です、と鉛筆書きのメモもいただきました。訪問した荒浜地区仮設住宅①②集会所で子どもたちが作ってくれた俳句の一部をご紹介しましょう。

いつまでも　外の空気は　マスクごし（小四・女）
もういやだ　除せんの話　聞きあきた（小五・男）
友達も　みんなバラバラ　空家だけ（小五・女）
ひろみちゃん　私も行きたい　東京へ（小三・女）
外へ出て　いつになったら　遊べるの（小四・男）
サッカーも　野球もしたい　校庭で（小五・男）

これまでの経験が役立つとしてもその力は微々たるものですが、励ましあうことでこちらも元気になれることを実感しています。

釜山（プサン）韓方医療見学ツアー

二〇一四年十二月、突然、釜山広域市韓医師会会長キム・ヨンハン氏よりメールが届きました。年内にぜひ福岡の青葉の会の役員の方々を、西洋医学に留まらず、韓医学の基礎である韓方診療を行う医院にご招待したいというものです。二泊三日で五カ所訪問する中には、がん患者を対象とした韓方抗がん治療の医院も含まれていました。

私は以前から、がん治療にセットされている抗がん剤の存在に疑問を持っていました。とはいえ、一つの情報だけで「抗がん剤は恐ろしい」と決め付けるのも危険です。さらに、その人の治る力、治す力が十分あるにもかかわらず、熱が出れば解熱剤、痛みがあれば痛み止めの「対症療法」の現代医学に、その人の見えない治る力を引き出す「代替療法」をプラスした「統合医療」を浸透させられないかと漠然と思い続けていました。そういうときの、この釜山広域市韓医師会からのお話です。

年の瀬も押し詰まった十二月二十三日出発という条件のなか、結果的に世話人・地区リーダーを中心とした十三名が、「降って湧いたような釜山の旅」に行ってまいりました。

想像以上に有意義だったこの体験・情報について、参加者それぞれの気持ちを十六ページの冊子にまとめ、会員、読者の方、お世話になった釜山広域市韓医師会の皆様にもお届けしました。

釜山広域市韓医師会からのお礼のメッセージは、「皆様と始まったばかりの縁ですが、これから深く長く続けられることを願います。これから皆様が健康な生き方を守っていくに当たって小さな助けにでもなれるように最善を尽くしていきたいと思います」。

福岡からは大阪よりも近い隣の国への再訪問も、今年三月に行うことができました。

今年十月には、釜山広域市韓医師会の方々と福岡市での集いも計画しています。これからの展開の広がりを、会員のみなさんと一緒に考えるのも愉しみです。

おわりに

思いだけが先行し、お伝えしたいことが十分に表現できません。私のこれまでの人生ががんを生み出し、逆にまたがんを克服する力の源泉にもなったのだろうと思います。そういう意味で、私の体験ががんに苦しむ方々の何かの参考になればと願って、個人的なことを書いてしまいました。

なお、本書で昇幹夫先生が書いていらっしゃるように、一口にがんと言っても、一人一人みんな違います。ですから、私にとって効果があったやり方が、ほかの人にも効果があるとはかぎりません。医学的な情報を集め、がんの先輩からいろいろな話を聞くことはとても大切ですが、最後は自分で考え、判断するしかありません。自分が自分の主治医という気概をもって取り組まれれば、道は開けてくると信じています。

第3章

がんをどう捉え、どう克服するか

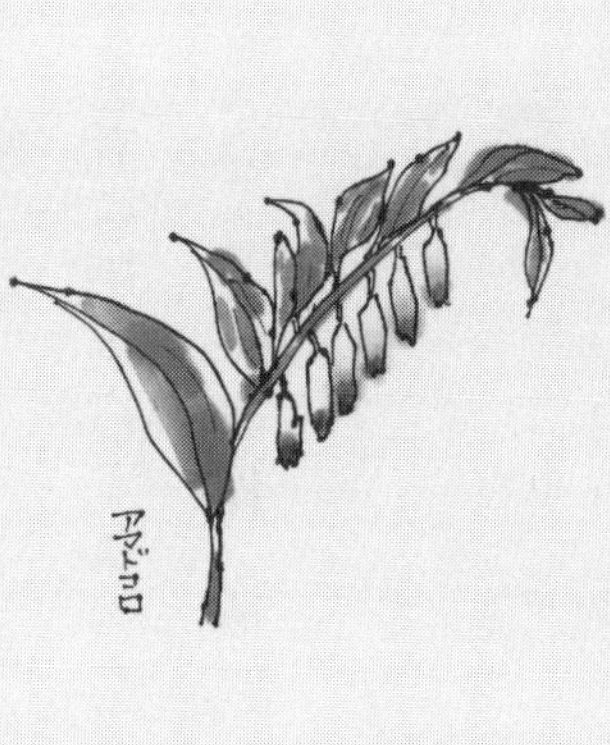

病気から逃れる、がんから逃れる——がん患者に伝えたいこと

新潟大学名誉教授　安保　徹

1　がんと診断されたら

多くの医師は、がんの診断はできても、がんの成り立ちの理解はできません。そして、がんは悪者、攻撃すべき対象として手術・抗がん剤・放射線の三大療法の流れを選択するのが現状になっています。このような流れではがんから逃れるという状況を安定してつくり出すことはできません。むしろマイナスに作用することも多いでしょう。

昔にくらべて、がん診断は格段に進歩しています。ＣＴ検査、ＭＲＩ検査、そして腫瘍マーカー各種です。

診断技術が上がったことで、不思議な現象が起こっています。がん患者数がふえ、年次死亡者数が年々増加しています。日本では一年間に新規にがんと診断される人が六十五万人、がんで亡くなる人が三十万人くらいです。

もし、「がんは早期発見、早期治療が大切」ということが本当なら、診察技術が進歩したらがん

の年次死亡者数は減少するはずです。かえって予想に反しているわけです。ここにがんの特徴があると言っていいでしょう。

細胞の中の小器官であるミトコンドリアは、どこかで耳にしたことがあるでしょう。がん細胞は、ミトコンドリアが少なく、主に嫌気的解糖系（けんきてきかいとうけい）のエネルギーを使って分裂しています。ここからの出発です。

ミトコンドリアは、有酸素下で働き、三七℃以上の深部体温で活性化しています。あとで述べるようないろいろな原因で、からだが低体温・低酸素になると、ミトコンドリアを削る反応が起こり、がん化していきます。とくに低体温と低酸素をつくるのは忙しさや心の悩みです。

私たちの多くは忙しかったら休み、悩んだらそこから逃れる工夫をします。このような工夫で、がん細胞の分裂を支えている解糖系反応は自然に抑制され、がんは自然退縮するでしょう。ところが、がんの早期発見が熱心に行われると、自然退縮の前にがんが発見されてしまいます。

がんの発見そのものも激しいストレスとなり、低体温と低酸素の体調をつくります。このようにして、現状のようながんがふえ続ける社会ができたと思われます。

仲間の福田稔先生は、優秀な外科医でした（二〇一四年逝去）。そして、二つの言葉を私に残しています。

一つは、がんを全部取り切れなかった手術症例の中に、いつまでも元気で生きている人々が少なからずいる。いつのまにか、残ったがん細胞は消えてしまったのだろう。

二つめは、自律神経免疫療法をやるようになってからわかったことだが、がんが消えてゆく過程は、がんが進行する過程と逆コースをたどっている。悪性度の高いがん↓ふつうのがん↓早期がん↓良性腫瘍（時には腫瘍の治ったかすかな痕跡のある正常組織）。

こうしてみると、がんの成り立ちと治ってゆく過程の全体像が見えてくるでしょう。今まで考えられてきたような、絶対的な悪でからだを破綻させる存在というがんに対するイメージは当てはまらないのです。

今、日本ではぽつぽつと「がん患者の会」が生まれて、がんから脱却した人たちが、新しくがんになった患者さんを勇気づける流れができています。新しい時代が始まっています。希望の時代です。

2　がん発生のメカニズム

私たちは呼吸をして生きています。もし呼吸が止まれば酸素欠乏で死に至ります。この大切な酸素はミトコンドリアで消費され、私たちが食べた栄養素からエネルギーを取り出すのに使われています。

しかし、私たちは有酸素下でのみエネルギーをつくり出しているわけではありません。無酸素下でもエネルギーをつくり出す方法を持っています。細胞の中の細胞質で行われる解糖系というシステムです。つまり、食べ物からエネルギーを取り出すのに二つの異なる方法を共存させているのです。これが私たち真核生物の特徴です。なぜこのような仕組みができたのかと言うと、今から十二億年前の地球で、解糖系生命体にミトコンドリア生命体が寄生して真核生物が誕生したからなのです。このような生命進化の出来事が「がんの成り立ち」とつながっています。

生命は、三十八億年前の地球で生まれたと言われていますが、このころの地球には分子酸素はありませんでした。つまり、生命体は無酸素の地球で食べ物からエネルギーをつくり出していたのです。この基本になる反応が嫌気的解糖系です。この反応は、ブドウ糖を乳酸に分解する反応です。解糖系生命体はこのようにしてエネルギーを取り出し、単細胞のまま分裂をくり返して繁栄していました。

酸素が地球に出現したのは、光合成細菌が生まれて老廃物として酸素を大気中に放出するようになってからです。このような酸素は、嫌気的な条件で生きる解糖系生命体には好ましいものではありませんでした。むしろ危険な存在だったでしょう。

一方、この危険な酸素を使って効率よくエネルギーをつくり出すミトコンドリア生命体が誕生しました。そして、解糖系生命体のつくり出す乳酸を安定したエサにしようとして寄生をくり返すという状況があったと思われます。

ところが、なぜか安定した寄生が成立しなかったのです。解糖系生命体の分裂が早いため、ミトコンドリア生命体が希釈されてしまうという問題があったためでしょう。しかしこの問題は解決されました。ミトコンドリア生命体が分裂抑制遺伝子（今でいう、がん抑制遺伝子）を持ち込んで私たちの古い先祖である解糖系生命体の分裂を止めたり遅くしたりすることを可能にしたからです。

今でも、私たち真核生物は、ミトコンドリアの多い細胞は分裂できず、ミトコンドリアの少ない細胞だけが分裂を許されています。前者が、脳神経細胞、赤筋（心筋や横隔膜細胞も含む）、卵子などで、後者が、皮膚細胞、腸上皮細胞、骨髄細胞、精子、そしてがん細胞です。ミトコンドリアの多い細胞は、主に有酸素でエネルギーを得ていますが、ミトコンドリアの少ない細胞は、嫌気的解糖系でエネルギーを得ています。

酸素の有無のほかにも、ミトコンドリア系と解糖系にはいろいろな特徴があって働いています（表1）。

解糖系は三二℃が至適体温です。一方、ミトコンドリア系は三七℃以上のあたたかいところが至適体温です。解糖系は糖しか利用できませんが、ミトコンドリア系は、解糖系で使い終わった乳酸（有酸素下ではピルビン酸）を使うほか、脂肪も使うことができます。

筋肉細胞では、瞬発力の白筋が解糖系中心で働き、持続力の赤筋がミトコンドリア系中心で働きます。持続的な有酸素運動をすると脂肪が燃焼されてやせることができますし、マラソンなどを趣味にするとやせ細ってしまいます。瞬発力は、短距離走のほか、格闘技などを支える筋肉でもあります。

表１　解糖系とミトコンドリア系の比較

	解　糖　系	ミトコンドリア系
作られる場所	細胞質	ミトコンドリア
エネルギーの量	少ない	多い
食べ物の栄養素	糖質	（糖質・脂質・たんぱく質） ＋酸素・日光など
体　温	低体温（32-33℃）	高体温（＞37℃）
特　徴	瞬発力と分裂 即効性 嫌気性（酸素が嫌い）	持続力と成熟 エネルギー量産 好気性（酸素が好き）
生成の速さ	×100	×1
ATP／1グルコース	2分子	36分子 （効率がよい）
利用する細胞	白筋・精子 再生上皮細胞 骨髄細胞　がん細胞	赤筋・心筋 ニューロン・卵子 一般の細胞

私たちはつらい目にあうと交感神経が刺激され、脈拍上昇、血圧上昇、血行上昇が起こります。同時に分泌されるステロイドホルモンも同じ状況をつくります。

この典型的なものが、野生動物が天敵に遭遇したときです。戦って相手を倒すか、逃げて相手を振り切る必要に迫られます。このようなとき必要な瞬発力は解糖系に依存しています。つまり、交感神経が緊張し、血管が収縮し、低体温、低酸素、高血糖の内部環境がつくられます。

このようにストレスで起こる生体反応は、ストレスが極限状態になれば、解糖系を働かせ瞬発力を得て危機を乗り越えているのです。この状況は危険が去ると元に戻るはずです。しかし、人間の場合、ストレスをかかえながら無理を続けることもあるでしょう。

このようにして、もしその人が、低体温、低酸素、高血糖が続くことになると、この条件で生きるための細胞の適応反応が起こります。つまり、そもそもミトコンドリアの分裂が少ない細胞の中からミトコンドリアを削る反応が起こるのです。これが発がんのメカニズムです。実際、がん患者は低体温になっています。

長い間、がん細胞は発がん物質によって引き起こされる遺伝子異常によって出現すると考えられてきましたが、これはあったとしても少数でしょう。がんの大部分は無理な生き方で起こる病気なのです。皆さんも思い当たることがあるでしょう。

3　がんの対処法

がんと診断された人の頭は恐怖や不安でいっぱいになります。しかし、この不安が交感神経を刺激して低体温、低酸素の内部環境を助長するので、いつまでもおびえていてはいけません。やるべきことを順序に従って述べてみます。

第一は、今までの生き方の見直しです。忙しさや悩みなど、つらい生き方があったことを自覚し、仕事を減らしたり、悩みを取り除く計画を立てることです。責任感の強い人は仕事を減らすなるものです。

のは大変と思うでしょうが、今までと同じではがんは進行してしまいます。工夫すればなんとかなるものです。

第二は、考え方も見直すことです。人を許せない。あれだけはゆずれないなどの強い思い込みが、生き方の無理や強迫感情を招いているでしょう。生きていることだけでもありがたいと思い感謝する心が、気持ちを落ちつかせることができるでしょう。

第三は、からだを温めることです。体力のまだ残っている人は軽い体操をして血行をよくしましょう。体力のない人でも、入浴や湯タンポでからだを温めるとすぐ体温が上昇してきます。身も心も暖かくなって体調が改善してきます。ときどき気がついたときに数回続けて深呼吸をしましょう。これで低体温と低酸素から脱却できます。

第四は食事の工夫です。肉食をなるべく避けて、野菜や魚中心の昔からの伝統的日本食がいいでしょう。腸内環境がよくなると、便は黄色味をおびて腐敗臭がなくなります。弱酸性のｐＨ６くらいの便です。リンパ球の多くは腸管のまわりでつくられているので、腸内環境をよくすることは大切です。からだが三六℃台になり便の性状がよくなると、がん細胞の増殖は停止していきます。

もう少し心の問題について述べましょう。

がんにおびえた心境ではストレスから解放されているとは言えません。というより、自分の生き方の無理から解放されているとは言えません。むしろ、自分の生き方の無理のためしかたなく出現したがんですから、「申し訳なかった」「気づきを与えてくれてありがとう」など感謝の気持ちを持つことが大切です。がんを自分の力で退縮させた人は、このような気持ちにたどり着いています。

4 私の健康法

まだ病気になっていない人へのメッセージも書いてみます。ストレスの最大のものは、忙しさと心の悩みですから、無理をしないように心がけましょう。そして、悩み過ぎないことです。解決の役に立つ以上に思い悩むことが多いので、要注意です。ストレス自体は避けがたいものもあります。そこでストレスに強くなる工夫も必要です。

ミトコンドリアの多い場所は、エネルギー産生とともに発熱の起こる部位でもあります。筋肉と脳です。工夫して常時筋肉を鍛えましょう。学習を続けていつも頭を使いましょう。心身の能力が上昇するとともに、体温も上昇してきます。この反対が、寝たきり、認知症です。つまり、運動不足、学習不足、降圧剤の使用が血流を低下させ、生きる力を奪います。塩分の控え過ぎも活力を低下させます。

5　青葉の会のエピソード

青葉の会との最初の出会いは、今から十数年前のある講演会の座談会でした。元気のよい松尾倶子さんが「仙台出身です」と言ったのを、今でもよくおぼえています。太平洋側の仙台出身者は明るいのが特徴です。青森県出身（日本海側の三厩村）の私はあんなに明るくはなれません。福岡に行っても、仙台が忘れられなくて青葉の会と名付けたのでしょう。

松尾さんを知ったころ、すでに知っていたのが東京の川竹文夫、名古屋の故中山武です。いずれもがん患者を救うための会をやっていて、すごいパワーの持ち主でした。これに福岡の松尾倶子が加わったという感じです。不安が多いがん患者をはげまし治る方向にもっていけるのは、よっぽどの信念と感性の持ち主でなくてはできないことです。三人にそれを感じていました。

私はがんの成り立ちを研究し明らかにしていますが、それを生かすには医師だけでなく、一般の人に理解してもらうことが欠かせません。青葉の会が力になります。

だれでも心の準備なしに病気になるので、そのときの心の乱れは人生最大のものだと思います。その病気ががんであれば恐怖や絶望なども加わってくるので、まわりのサポートがきわめて大切になります。本来は医療関係者がこの役割を果たしてくれるべきなのですが、病気の成り立ちや病気の治癒反応に基本的な誤解があるので、患者を不安にさせるばかりで、心の支えになっていないのが現状です。

こういう状況なので、青葉の会の存在は患者にとって大変たのもしいのです。病気はそもそも生き方の無理から来ていますから、生き方を変えてからだを労わると治るようになっています。こういう考え方を伝えることは、ガン患者の場合でも大切なのです。松尾代表の豊かな感性が、この役割に力を持たせています。心が乱れている最中の患者さんたちの心をおだやかにさせるには、それを受け止めてあげる心の広さなど多くの要素が必要です。

青葉の会が行っているような講演会やその後の座談会などで考え方を学んだ人たちは、自分でも心やからだが癒されるし、まわりの病気の人たちに適切なアドバイスを与えることのできる人間力が自然に身につくと思います。人間力は、勉強した知識で上昇するというよりは、自分で困難にあったり、困難にあった人の話を受け止めて、からだで学ぶという面が大きいと思います。青葉の会の講演会に足を運んでくれた人たちは、知らずにこういう感性が得られたのではないかと期待しています。

はじめは小さな会でも、少しずつ会を支える人が増加してよい流れが拡大していると、青葉の会の総会に出席して思いました。全国でこういう流れができることを念願しています。

笑いは最高の抗がん剤

いのちの落語家　樋口　強

福岡の、いや九州のがんの仲間や家族の皆さんは、頼れる青葉の会が近くにあってうらやましいです。今やＮＰＯ法人となり、全国でも有数の質と規模を誇る患者会として存在しています。会員の皆さんが、生きる道を見つけて生き生きとした笑顔で自分のいのちを楽しんでおられます。お会いするたびに私はいつもそう感じます。私はこの〝会員が主役の青葉の会〟の草創期のころにお付き合いをさせていただきました。そのころのお話をご紹介します。

副代表西川さんからの熱い手紙

二〇〇四年、青葉の会が正式に誕生する数カ月前、代表の松尾倶子さんから電話がありました。「青葉の会で会員が一緒になってやれる手作りのイベントをしたい。そして、みんなで思い切り笑える落語会をやりたい。来てくれないか」という依頼でした。ただ、大きな企画は初めてなので何をどう準備したらいいかわからない、と。その上、準備期間は三カ月しかない。幸い同じ時期に岩手県北上市でがんの患者会「びわの会」などが主催する「樋口強いのちの落語講演会」の開催が決まっていたので、ノウハウを情報交換すればどうか、と提案しました。

岩手での開催当日、さくらのまち北上市が誇る「さくらホール」に松尾さんの姿がありました。ホールが満席で熱気にあふれる会場やがんの仲間たちが輝いている様子を自分の目で確かめたかったと言われました。決めたら動く。これが松尾さんの真骨頂です。そして自分が目で見たこの光景を起点にして、青葉の会なりの手作りの落語講演会企画をスタートさせたのです。

実行委員長は青葉の会副代表の西川美輝子さん。松尾さんが信頼する相棒です。「わたしがやる」と自ら手をあげました。このころの西川さんのからだは、この大イベントを切り盛りする激務にはたして耐えられるだろうか不安がありました。しかし、西川さんの目は輝いて光っていました。頑固さでは松尾さんに決して負けません。

西川さんは松尾さんが片腕と頼る青葉の会立ち上げ草創期からのメンバーの一人です。がんの進行は深刻で首の骨にも及んでおり、日常は堅いサポーターを首につけて生活しています。しかし、だからこそ生きる喜びを味わい、生きて何がしたいのか、がはっきりと見えていたのです。だからこの初めての大イベント「樋口強いのちの落語講演会」で、たくさんの人に「笑いは最高の抗がん剤」を知ってもらいたい、そして何よりも自分が思いっきり笑いたい――と強く望んだのでした。

西川さんから樋口あてに一通の手紙が届きました。このイベントに懸ける自分の熱い思いを綴ったものでした。便せんが十枚に及んでいました。企画するのも、参加者も、そして高座でしゃべるのも、がんの仲間と家族。それが笑いと笑顔でつながっている、そんな会にしたい……と。樋口は、この西川さんの情熱に心打たれました。私も気持ちは固まりました。二時間笑いっぱなしの舞台をやろう。初めての挑戦でした。

会員の皆さんが一枚一枚、毎日毎日チラシを配って歩きました。当日の会場は満席でした。涙と笑いの渦がうねりとなって会場を席巻しました。仲間たちが笑いで一体になりました。青葉の会最初の大講演会は、みんなが思いっきり笑って輝く笑顔になりました。この落語講演会は皆さんの強い後押しがあり三年続きました。会員が主役の青葉の会、その礎はこうして築かれて今に受け継がれていると思います。

落語講演会が終わって打ち上げ会の会場まで、講演会の司会進行も務めた西川さんが運転する車に乗せてもらいました。ハンドルを握る西川さんが言いました。

「今までこらえていたものが溢れてきました。にじんで前が見えないです……」

――それは、アカン、アカン。

普通のことが普通にできる

私はがんと出会って十九年が経ちました。いろんな出会いや支えがあってここまで来れたと思

う と感慨深いです。

がんとつきあうとき、本人と一緒につらい思いをするのが家族です。三人に一人ががんでいのちを終える時代になりました。家族の方は本人に何をしてあげたいと思いますか。おいしいものを食べに行こうよ、温泉に行ってのんびりしようか、体をさすろうか……。さまざまなことを考えます。でもこれ、みんなモノなんです。

私が抗がん剤の治療で入院しているとき、「何かしてほしいことある?」と私のつらそうな姿を見て妻が言いました。「気を遣わないで今までどおりつきあってほしい」と頼んだら「わかった」と一言。その後はほんとに今までどおりでやさしさなんか微塵もありません。テキもサルもの引っかくもの、けど変にやさしくされると気持ちが悪いし、何か隠してるなと疑ってしまいます。本人が握っているいのちの綱の先は家族なんです。それは信頼という絆でつながっています。だから間違っているときは手(口)加減をせずに止めてほしいんです。

本人はがんを知ってから、悩み苦しみつらい思いをします。布団に入って電気を消してから涙が止まらない夜を何度も味わうものです。ですがこんな経験を通してある時ふと生き方が定まるんです。そうなると肩の力が抜けて笑顔が戻り二つ目のいのちが輝いてきます。でも家族は、あもしてやろう、こうもしてやろうと際限がありません。がんとつきあうとき、本人より家族の方がつらい、と今になって思えるようになりました。

私が主宰するがんの仲間と家族だけを招待した落語会「いのちの落語独演会」に来られたある

女性が、これからがんの治療で入院というとき、八十四歳のお母さんに病名を言うべきかで悩んだそうです。思い切って伝えるとお母さんは「がんは誰がなってもつらいもの、自分がなるのが一番楽なんだからがんばりなさい」と送り出してくれたそうです。幾つになっても母は強しです。だから家族には「今までどおりつきあってほしい」——でも少しぐらいはいたわってくれてもいいんです。

生きてるだけで金メダル

がんに出会ったり、生きることに立ち止まるほどつらい思いをしたときにまず考えるのは、「どうして私が……」「なぜ私が……」という自問です。しかしその答えは出ずにいつの間にか次第に暗い世界に入り込み、孤独の迷路をさまよい始めます。なかなか抜け道は見つかりません。誰も何も信じられなくなっていたそのときに、〝こっちだよ〟と明かりを灯してくれるものがあります。気がつくと、しゃがみこんでいた自分が頭を上げて足を一歩前へ踏み出しています。手を引っ張ってくれたり、後ろから押してくれる力強いお供に出会うのです。

そうか、自分は一人じゃないんだ、たくさんの人やものが支えてくれてるんだ、と感じたときに理屈では説明できない力が体の中から湧いてきます。まわりが急に明るくなります。肩の力が抜けて笑顔が戻ってくるのです。全国各地でこの力を持ったたくさんの人に出会いました。語りや手紙だけでなく、毎年秋に開く東京・深川の「いのちの落語独演会」や私のホームページにもその力を届けてくれました。そのたくさんの「背中を押してくれた一言」の中から一つをご紹介します。

「大丈夫、きっとなにもかもうまくいくよ」

私が、がんの治療で入院中、娘が書いてフォトスタンドに入れてテレビの上に飾ってくれまして、とても心強くなりました。

この気持ち、すごくよくわかりますね。ご家族から言われたり、または友達やがんの先輩から言われたこの一言で元気になれました、今でもこれが私の大事な宝物です、という方がたくさんいらっしゃいます。とくにお嬢さんがお母さんのために自分の手で、一文字一文字を心をこめて書いて、フォトスタンドに入れて目につくところに置いてくれた、っていうのはつらいときいつもこれを見て励まされますね。これは、いのちをかけてつかんだ一言です。そして、そこから生まれてくる思いは、これです。生きてるだけで金メダル――。

笑いは最高の抗がん剤

日本では、自らいのちを絶つ人の数が年間三万人を超えています。そして、この数はここ十三年間変わっていません。統計にはありませんが、予備軍まで含めるとその数はきっと桁違いに増えるはずです。

わたしは、生きることを否定されるようながんに出会いました。「三年生存率は五％です。五年は……数字がないんです」——これが、治療の前に告げられた医師からの一言でした。そして、十九年が経ちました。今、よくこんなことを言われます。

「樋口さんは特別です」、「運が良かったですね」、「強い人ですね」、「とてもマネはできません。わたしたちの参考にならないです」

本当にそうでしょうか。わたしを特別と言うのであれば、みんなが特別です。運が良かった、で片付けてしまうとそこからは何も生まれてきません。参考にならない、とフタをしてしまうことで自分から逃げ出したことになります。

そして、わたしは決して強くありません。生きることに疲れて早く楽になりたい、と何度も考えました。このいのちを絶つことでがんによるからだの痛みやつらさは解決するかもしれません。しかし、死んでも解決しないこころのつらさがあることにも気づきました。前にも進めず消えることもできない。ただただその場に立ちすくむだけでした。そんな八方ふさがりのときに、わたしの背中を押してくれたのが笑いや笑顔でした。

「今日お前さんが損して帰ってきたら、当分の間おまんま食べさせないよ。口で言ってわかんなきゃ、食べ物で教えんだよ、わかったかい！」

「うるせぇ、オレは犬じゃねぇ」

——いつも損ばかりしている古道具屋の亭主に気合いを入れるおカミさん。古典落語「火焔太鼓」の名シーンです。

思わず笑っています。笑うと不思議に気持ちが軽くなって今までの悩みがウソのようにどこかに消えています。そして、自分が笑うと家族も笑顔になります。その家族の笑顔が自分に戻ってくるんです。これが一番うれしいことだと気づきました。

いのちには、誰にでも何度となく岐路が訪れます。たくさんの選択肢の中から一つだけを選ばなければならないときがあります。後戻りのできない真剣な選択もあります。どれを選んでもつらくて苦しい選択で、逃げ出したくなるときだってあります。

その選択をするときには、自分なりの基準を持っていなければなりません。私はその基準をこの「笑顔」というきわめて感性的で非論理的な要素においています。どっちの道を選んだら笑顔になれるのか——。この尺度で考えると、一見難題に見えても案外簡単に答えが見つかります。

次から次にやってくる人生の分岐点。どっちの道が笑顔になれるのか。これで進んで行きませんか。そのためには日頃から楽しくなれることをたくさん用意して、笑顔と笑いで暮らしたいものです。

あなたが変われればがんも変わる、人生も変わる

日本笑い学会副会長・医師　昇　幹夫

1　脳から心を考える

人の脳は三階建てです。一階は脳幹という命のセンターで、どの動物にもあります。二階は旧皮質といって人間と動物の共通部分で、本能や情動という感情（快・不快・怒り・不安）をつかさどる大脳辺縁系です。三階は新皮質といって、心つまり人間らしい部分です。赤ちゃんのときは未発達で、その後の環境や教育がここの発達を促します。二階の大脳辺縁系という名前は、人の場合、三階の新皮質が大きくなりすぎてこの場所を辺縁に押しやったということで名付けられました。そしてこの二階の大脳辺縁系こそ三階の心と一階のからだのつなぎ目で、ここの歪みが心身症のもとになるので「気」の源といわれています。

「病いは気から」というのが心身症で、イヤなことがあると頭痛がしたり、会社に行きたくなくて通勤中に下痢でトイレに駆け込んだり、ジンマシンが出たりするストレス性の現代病の代表です。胃腸は心の鏡、皮膚は心模様をあらわすというとおりです。

2　スピリチュアルな健康とは

一九九八年、ＷＨＯが健康の定義としてこれまでの肉体的、精神的、社会的な健康に、スピリチュアルな健康という概念を加えようとしましたが、厚生労働省が翻訳に困りました。「スピリチュアル」はスピリット（霊魂）の形容詞で「霊的健康って何？」というわけです。

人間は真ん中にスピリットを持ち、その外側にマインド（心、気持ち）があり、さらにその外側にボディ（からだ）があります。西洋医学はからだの修理ばかりで、それができないときは臓器取り換え（臓器移植）、それが医学の進歩と称しています。医師は単なる修理工になっていると思います。たとえばすごいやり手の実業家、会社をいくつも経営して毎晩紫煙渦巻く酒席で午前様というライフスタイルが続き心臓が悲鳴をあげ、心臓移植という羽目になりました。手術も成功し二カ月で退院、体調も万全となり前以上にバリバリ働いて元の生活を続けるうちに、せっかくもらった心臓までダメにしてしまいました。こんな症例をどう考えますか。病気は、「こんな生活、やめてくれ」というからだからのメッセージだった。それを無視し続けた結果がこれです。

人間は気持ちが変わるとからだも変わります。私は一九九七年にがん患者さんたちとヨーロッパ最高峰モンブランの見える二〇〇〇メートル級のトレッキングをやり、二〇〇〇年夏にはがん患者さん二百名と富士登山を体験し、二〇〇三年には川竹文夫さん主催の「第一回千百人集会」に参加しました。二〇〇六年、二〇〇七年に「世界一元気ガンの患者学ワールド」で講演し、二〇一三年、横浜での第四回日本ウェラー・ザン・ウェル学会にも参加し、この十年余り、たくさんのがん闘病者の方々とお付き合いをしてきました。そして自分の力でよくなり自助退縮したがん闘病者が四十人を超えていることを知っています。その方々を身近に見て、自分が変わるとがんはよくなるということを確信しました。

この病気は自分で作った生活習慣病であり、その人の限界を超えて頑張りすぎることがよくないということもよくわかりました。それを理論的根拠で説明される安保徹先生のお話にも大いに共感するところがあります。ということは、スピリチュアルな健康とは「魂の打ち震えるほどの感動」を持つことだと直感しました。ワクワク、ドキドキ、これが大事です。でもしょっちゅうドキドキは心臓に悪いから、ときどきドキドキでいきましょう。

3　チャンスはピンチの顔をしてやってくる

二十年前にがん闘病者七人とモンブラン登山という快挙をなしとげた岡山の伊丹仁朗先生は、病気になっても病人にはならないことをモットーに「生きがい療法」を提唱し、二〇〇七年秋に全国八カ所でモンブラン登山二十周年記念日本縦断シンポジウムを開催しました。なんとモンブラン登山に参加したがん闘病者五人が一緒に講演しているのです。

「がん、即、死に至る病い」という思い込みが不安を増幅して免疫力を低下させるのです。よくなった方はどの人も、頑張りすぎをやめ、さらに「がんになってよかった。今はがんになる前よりもっといい人生だ」、「ウェラー・ザン・ウェル」と言うのです。治る力は自分の中にあります。それなのに、青い鳥症候群、つまり救世主のようにどこかにいい先生、いい薬がある、それさえあれば自分は助かるという思い込みが、治らない大きな原因だと思います。「お大事に　いわれた医者に先立たれ」という川柳もあるくらいです。あとどれくらい生きるかは天が決めることであって、医者が決めることではありません。その方のお役目がある間は、お迎えは来ないのです。

ＮＨＫディレクターの川竹文夫さんのまわりにはがん患者がたくさんいました。情報産業ですから、あの先生は抗がん剤の専門家、この先生は手術の名手というのをよく知っていて、がんになったらあそこにかかれば大丈夫。それなのに川竹はがんになってから夜のつきあいも断り玄米弁当、あんなことでよくなるわけないよね、と仲間内で噂されていました。二十年以上たった今、当時の同僚でがん患者だった方々は全滅、生き残っているのは川竹さんただひとり。川竹さんにはお役目があったのです。二十五年前には川竹さん自身、今のようなことをやるとは思ってもみなかったはずです。ＮＨＫを退職、ＮＰＯガンの患者学研究所を作り二〇〇〇年秋に名古屋で講演会を開催、私はそのお話を聞いて、これはホンマモンだと直感しました。

四輪の車を想像してください。前輪は行動、後輪は感情です。感情は自分の意志では変えられません。自分で変えられるのは行動だけです。死ぬかもしれないという不安にさいなまれているがん患者さんの例で考えてみましょう。その不安は理解できる、でもそれをなんとかしようと思ってもできないのです。だけどあなたは母親としてわが子のためにご飯を作ったり洗濯したりしています。真っ白なシーツが青空のもと乾いていくのを見ると、何となくハッピーな気分になりますね。行動という前輪が動くと後輪の感情は必ず変わります。がんは今のガンバリ過ぎをやめてくれというメッセージなのです。それを理解すると、病的な症状は改善していきます。要するに、がんになった原因を自分で理解し、それを改めると不安や病的な症状は改善するのです。

人生最大のピンチをチャンスだと受け止めて行動すると、それはいつか最高のプレゼントになります。チャンスはチェンジ、今の生活を変えなさいというメッセージ、そしてそれはチャレンジです。困難に出会ったときは童謡『あめふり』を歌うことです。♪あめあめ　ふれふれ　かあさんが　じゃのめで　おむかえ　うれしいな♪　その後です。♪ピンチ・ピンチ・チャンス・チャンス・ランランラン♪

4　がんの原因と笑いの効用

がんをはじめ多くの生活習慣病はその原因を改めなければよくなりません。原因の一つは頑張りすぎ、二つめが食の問題、そして一番大きいのが心の持ち方です。がん検診の結果を聞きにいって陽性と言われたとたん落ち込むでしょう。言われる前と後でからだは何か変わったのですか。

何にも変わっていません。気が病んだのです。だから病気というのです。気持ちが元気になればからだも元気になります。病気になっても病人にはならない、これが養生の基本です。景気のいいときに笑うのは当たり前、そうでないときにこそ笑うことが大事です。

ネアカであり続けることはとても強い意志を必要とします。米国の医学部を卒業するときに贈られる言葉があります。「ときに癒し、しばしば支え、常に慰める」。医者は「慰者」でもあると思います。患者さんの「患」という字は心が串刺し、トゲがささっていると書きます。その患者さんから、ドクターの言葉に傷ついた、病院に行って悪くなったという話があとを絶ちません。病める人をサポートする、常に励まして慰めるのもドクターの本質的な使命です。そのために医療スタッフの笑顔はいちばんの薬なのです。

拙著『笑って長生き』（大月書店）の要点をご紹介しましょう。

①漫才で糖尿病改善

二〇〇三年一月、筑波大学の村上和雄名誉教授らと吉本興業が組んで十九名の糖尿病患者に漫才を聞かせて笑ってもらったら、講義を聞いたときに比べ有意の差で血糖が改善したことが、米国の糖尿病専門誌に掲載された。よく笑った人ほど効果は大だった。現在、天理よろず相談所病院の糖尿病外来ではお笑いビデオを処方し、効果は七〇％にもなる。

②落語でリウマチも改善

日本医大の吉野槙一（しんいち）教授（現在、名誉教授）は二十六人のリウマチ患者に林家木久蔵（きくぞう）（現在の木久扇）師匠の落語を一時間聞いてもらった。すると血中の炎症性物質インターロイキン6が半分以下に低下し、痛みの改善をみた。全身麻酔のときこれが下がるので、大笑いは麻酔をかけたのと同じ効果であると推論している。これは一九九六年、米国のリウマチ学会誌に掲載された。

③吉本新喜劇で免疫力アップ

伊丹仁朗先生と一緒に一九九一年に行った研究で、がん患者らに吉本新喜劇を楽しんでもらい、その前後でがん細胞を攻撃するNK（ナチュラルキラー）細胞が活性化するという結果を得て、日本心身医学会で発表し最優秀論文となった。これが笑いががんに効果があるということが認められた最初の報告である。

ほかにも笑いによって脳の血流、アトピー、アレルギーが改善したという医学論文はここ数年枚挙にいとまがありません。

医学は科学だからエビデンス（証拠）に基づいて診療しようというEvidence Based Medicine（EBM）がしきりといわれるようになりました。診断に関してはエビデンスが出せます。ところが長年、臨床現場で診療に当たっている方なら、不可解な治り方をした症例にいくつもあっているはずです。治療に関してはエビデンスが出せない例があるのです。患者さんの心にささっているトゲを抜いて癒してあげるのが、やさしい笑顔で話を聴いてくれ共感してくれるやさしい心のあるNBM（Narrative Based Medicine）です。ナラティブはナレーション（語り）の形容詞、声を聞いただけで、顔を見ただけでホッとできる「ホッとライン」なのです。

表１　養生のポイントは「出す!!」

出したうえで、いいものを入れる
１　水を飲む（ありがとうの一言を添えて）→汗・尿
２　玄米、生野菜を食べる→便
３　泣く→涙で出す
４　ホッとラインを持つ（人に話を聴いてもらう）→ 心の憂さが出る
５　笑う、歌う→はく息で出す
６　そして、よく眠る
出すことは、すべて副交感神経優位
病気のもとはすべて持続した交感神経の過剰（緊張・がんばり過ぎ）
快眠・快食・快便に尽きる

４　養生のポイントは「出す」こと

自分の意思で動かせない神経が自律神経で、頑張るときに働くのが交感神経、リラックスのときが副交感神経です。がんの原因は交感神経の過剰緊張がずっと続くことです。つまりブレーキの壊れたアクセルだけの車で高速道路をぶっ飛ばしているのです。するとからだの中のできそこないの細胞、つまりがん細胞を処理する免疫力が低下して抑えきれなくなる。だからがんの治療は副交感神経優位にもっていくことです。

一言でいえば「出す」（表１）。水を飲んで汗や尿で出す。玄米や生野菜で固体にして出す。泣くとストレスホルモンが排出されるから泣くのもいい。人に話を聞いてもらうことで心の憂さを出す。呼吸もまずはき出す。笑うこと、歌うことも同じです。出したうえでいいものを入れる。これが順序です。

5 最新のがん情報

がんは遺伝子の病気だといわれています。がん遺伝子というアクセルとがん抑制遺伝子というブレーキがあって、このうちどちらかが狂いだすとがん細胞ができるのです。ｐ53という遺伝子にはふたつの役割があって、異常な細胞増殖を止める、これが止まらないときはアポトーシスといって自爆するようになっています。遺伝子は両親からひとつずつ来てペアになっていて、ひとつつぶれても即がんにはなりません。でも片方がつぶれると、もう片方もつぶれる可能性が高まります。予防的乳房切除をして話題になったアンジェリーナ・ジョリーさんはＢＲＣＡ１というがん抑制遺伝子が生まれつき壊れていました。もうひとつも壊れると非常にたちの悪い乳がんになることが予想されたのです。

がん幹細胞説の画期的研究で世界的に注目を浴びている九州大学生体防御医学研究所主幹教授である中山敬一先生は、胃がんや肺がんなどの固形がんの場合、抗がん剤では小さくなっても根治的に治ることはないとはっきりおっしゃっています。スタンフォード大学のマイケル・クラーク教授の発見した、がんの親玉にあたるがん幹細胞というのがあって、それは普通の細胞とまったく違う性質のものなんだそうです。がん幹細胞はふだんは冬眠して（静止期）います。たまに目覚めて子どものがん細胞を産むとそれが瞬く間に増殖するというのです。これまでの抗がん剤は増殖中の細胞を殺すように設計されているため、冬眠しているがん幹細胞には効果がないのです。それで中山先生は、冬眠しているものを目覚めさせ、一気に追い出して全滅させる「静止期追い出し療法」をマウスで実験し証明しました。しかしヒトへの応用はまだまだ先のことです。

薬に頼るより、頑張りすぎを改め食生活を改善し、心の持ち方を変える自助療法をしたことで進行がんが退縮した方々に話を聞くほうが早道だと思いませんか。その方法は基本的には前述のとおりですが、具体的には各人各様です。自分ができることを目移りしないで続けましょう。

6　終わりに

数年前に島根県松江市立病院のがんサロン「ハートフルサロン松江」で講演しました。その二年前、民放のカメラマンだった佐藤均さんが大腸がんから肝臓、肺に転移して島根医大で抗がん剤の治療を受けました。ところが副作用がひどく耐えられません。東京に平岩正樹医師という腫瘍内科の専門医がいることを知り、治療を受けました。同じ薬なのに副作用がありません。

抗がん剤専門の医師が日本ではわずか五百名前後しかいない、それも島根県には一人もいないことがわかり県議会に訴えました。やっと大学も専門医を養成する動きになったものの十年待ってくれといわれます。欧米では効果があることが証明されているのに日本では未承認の薬を保険で使えるようにしてくれという運動をおこし、「全国がん患者大集会」の発起人の一人となり、島根県ではがん拠点病院にがんサロンをおいて患者さん主導でソーシャルワーカーや医療スタッフが支援する制度ができました。抗がん剤が効かなくなった佐藤さんはその土産をおいて亡くなりました。がんサロンで話を聞くと、これは佐藤均さんという先輩のがん患者のおかげ……と話しています。佐藤さんはみんなの心に生きているのです。

ＷＨＯが決めた抗がん剤が効くという定義は「腫瘍のサイズが半分になった状態が四週間持続する状態」となっています。一時抑えでしかないことを患者は知らなければなりません。またアメリカ国立がんセンターは、抗がん剤が効くのは白血病などの血液のがんやリンパ系のがんで固形がんには効かないと一九八五年にはっきり言いました。抗がん剤のルーツは第一次大戦で使われた毒ガスから作った毒薬です。がん患者の直接の死因は抗がん剤の副作用である免疫力低下の結果の感染症という岡山大学病院のデータもあり、がん専門医に無記名でアンケートをとると九九％は自分ががんになったら抗がん剤は使わないと答えています。また老衰の方を解剖すると八割はがんが見つかります。がん細胞は平和共存できるのです。

人生、最後は楽しいことしか思い出しません。楽しい思い出は自分で作るしかないでしょう。そんな考え方を身につけると、たとえ八十歳からでも変わります。人生はやり直しはできないけれど出直しは何度でもできるという例をたくさん教えてもらったので、そう確信しています。

あなたが変わればまわりが変わる、そして未来が変わります。おはようからおやすみまで、笑顔が一番！

がん教育は子どもから

公益財団法人日本対がん協会会長　**垣添忠生**

中高生では不十分

世界のがん対策は予防、検診、治療、緩和ケアの四本柱で進められている。しかし、進行がんの場合、治療は難渋を極め、患者や家族の負担は大きい。しばしば期待する成果も得られない。医療費も莫大となる。

最も効率のよい対策は、予防と検診に力をそそぐことである。その重要性を伝えるがん教育は従来、大人を対象としてきた。しかし、喫煙者は期待されたほど減らず、検診率もさほど上がらなかった。

大人は、たばこの害やがん検診の重要性を、一般論として認識していても、自分の問題として捉えてくれない。やれ、仕事が忙しい、自分は健康だ、体調が悪くなれば病院に行けばよい、などさまざまな理由を挙げ、たばこをやめず、あるいは検診を受けない。そして、いざ、がんと診断されると頭が真っ白になる。二人に一人ががんになる時代に、これでは困る。

そこで、大人を対象としていたのでは遅い、という認識がひろがりつつある。「がん教育は子どもから」である。筆者も中学生や高校生を対象に三日間の「集中講座」をし、生徒たちが驚くほどの理解力を示してくれた経験を持つ。

文部科学省は、主として中高校生向けに、がん教育を広げようとしており、学習指導要綱にも、生活習慣と病気を関連付ける記述はある。しかし、一方で、中高生中心では不十分という指摘がある。

親の生活改善を子が促す

子どもに対するがん教育は、子どもが大人に影響を与えるという点でも効果的である。スリランカにおけるがん病理学者、小林博・北海道大学名誉教授の長年にわたる活動が好例だ。

スリランカで多い口腔がんや食道がんの原因は、国民に広く浸透した噛(か)みたばこの嗜好の結果とされていた。小林氏は、噛みたばこという生活習慣の改善を求めて大人に働きかけるよう政府に促した。しかし、政府のキャンペーンの効果はさっぱりだ。ほとんどあきらめかけたころ、「大人が駄目なら子どもを説得してはどうか」と思いつき、これが功を奏した。

親たちは、子どもが熱心に説く噛みたばこの害だけでなく、喫煙一般の健康への影響を理解し、納得して禁煙するようになった。さらに、太り過ぎや塩分の取り過ぎに注意を払う大人も増えてきたという。

がん教育の推進は、わが国が二〇一二年度に策定した第二期がん対策推進基本計画にも盛り込まれた。これを受けて、文科省は二〇一四年度、全国二十一の道府県政令市をがん教育のモデル自治体に指定している。

一種のしつけのように、知らず知らずのうちにがんや人の生命のことを学び、それを家族と話し、親にも働きかける機会につながればすばらしい。

子どもからの〈要請〉に親が応える――。そんな、従来なかった動きに、ぜひつなげたいものである。

嵐のように現れたひと

二〇一五年、青葉の会はめでたく、十二周年を迎えられました。

松尾倶子様という、強烈なパワーを持つ代表と、彼女の活動を助ける熱心な事務局の皆様のご努力により、十二年の節目を迎えることができたものと確信します。NPO法人を立ち上げ、それを維持していくことの困難さを想うとき、十二年続いたということ自体、大きな賞賛に値することでしょう。

会は、本来何のために作られるか、作られたかを、ここで再考することも意味があると思います。

青葉の会は、がんの患者さん、家族、遺族、がん経験者を支援するために結成された、と理解しています。現在のわが国では、がんという病気は、どなたも無縁で生きることはできない、つまりそれだけ数が多く、普遍的な病気となりました。

福岡を中心として、ほとんど全国から、会の主旨に賛同され志を同じくする数多くの参加者が毎回集ってこられます。講演や、さまざまな支援活動を通じて、がんにまつわる困難や苦しみは自分だけの問題ではない、と皆様が感じとられるからこそ、ここまで続いてきたと申せましょう。そう、「がん」という病気は、すぐれて個人的なものですが、同時にそれは社会的な現象でもあり、社会に根ざして対処すべき疾患でもあるからです。

青葉の会が、ここまで活発に、明るく活動を続けてこられた理由の一つとして、松尾倶子様というユニークな御人格の存在は、切り離して考えることはできないでしょう!

二〇一〇年、私が講演に招かれたときも、その半年ほど前から私の事務所に嵐の如く現れて、まるで拉致されるかのように、福岡に連れていかれたことを鮮明に想い出します。まったく、女性は強い! 否、女性が強いのではなく、彼女のあふれるほどの熱意が成せるワザなのでしょう。

その後も、折に触れて青葉の会の活動をご報告いただき、ときにはお酒まで頂戴することがありました。私が妻を小細胞肺がんで喪い、溺れるほどに酒にのめり込んだ、ということをご存じの上での温情でしょう。ご安心ください、今はもう、無茶飲みはしていません。もちろん、お酒は大好きですが……。

がん患者さん、家族、遺族、がん経験者を支える、ということは、私が会長を務める日本対がん協会の基本理念の一つでもあります。ここ数年、私は対がん協会の財政基盤を豊かにするために全力をつくし、幸い、個人、企業からのご寄付や、リレーフォーライフ、ピンクリボン活動などによる資金をかなりいただけるようになりました。がんの新薬開発のために、リレーフォーライフの資金の一部を、がんの基礎研究者に研究費として差し上げることや、医師を米国に一年間研修に派遣することなども可能になりました。

青葉の会や、対がん協会など、民間の力を結集して、国のがん対策を補完することができれば、わが国のがん対策は血の通ったものとなるでしょう。共にがんばりましょう。

活動に心打たれ、会員に

愛康内科医院院長・医療アドバイザー　石井文理

青葉の会との出会い

「がんを学ぶ青葉の会」との出会いは、二〇〇五年四月初旬の新聞で「樋口強講演落語会」の案内記事を読んだことでした。生きることをあきらめない樋口氏の講演と、松尾倶子代表の活動に心が打たれ、さっそく連絡を取りました。

久留米市で西式健康法を主にして難病の治療をしているので、この会のすばらしさを患者やがんの方に知らせてあげようと思いました。

その後、総会にも出席させていただき、「えんぴつ」「やまびこ」「にんじん」等のグループ活動がそれぞれに積極性があったので、私も入会しました。

「あおば通信」の中には、当院と同じ治療法が随所に見られ、玄米菜食のすばらしさを再認識しました。そのほか、帯津良一先生、安保徹先生、ドイツがん事情、韓国がん患者との交流、マクロビオティック等、身近な話題で非常に充実した通信だと思っています。また、ひじき刈りも楽しく拝読させていただきました。当院でも、時々使うひじきは、私が新宮の磯で採ったものです。また、自院の畑も私および栄養士が無農薬で作り、患者の青汁の材料にしています。

二〇〇五年四月十日、韓国自然医学会に招かれ、ソウル市で西式健康法の講演会を開催しました。韓国も日本と同様、現代医学が主流ですが、やはり「あおば通信」に載っているような自然療法を国民が求めているようです。

その後、青葉の会に新しい医療グループができ、私もできるだけ協力させていただくようにしています。

血液中の一酸化炭素を減らす

がんの原因は血液中の一酸化炭素なので、これを減らすために、温冷浴、裸体操、朝食廃止、青汁飲用、腸洗浄、水酸化マグネシウムやビタミンC摂取、断食等を実行してください。

毎年一月号に投稿を依頼されている月刊『人間医学』の年頭所感にも記載しましたが、体は温めないことです。過去に私自身、冷え性で、真夏にも電気毛布を使用していましたが、なかなか治りませんでした。それではどうしたらよいでしょうか。それは温と冷を交互に行い、最後は冷で締めることです。たとえば、温冷浴、七掛け温冷湿布、大気浴療法、足首の交互浴等、すべて冷で締めています。治療も中庸です。温ばかりしてはダメです。温冷により動静脈吻合(ふんごう)を活性化させ、血液の循環をよくすることです。がんの方がいろんな治療法で温めていることには問題があります。

恩師ドクター甲田光雄は、温めるほど実は冷えに弱い身体になってしまうと警告を発していました。わたしの体験からも、そのとおりです。代表的な例として動物の冬眠があります。体温が下がったら病気、特に感染症や細菌、ウイルスなどの攻撃に対して防御力が強くなります。米国スクリプト研究所の実験では、マウスでも、体温を低下させると寿命が延伸したとの結果が出ています。

温冷浴

次にぜひ、皆様に実行してほしいのが温冷浴です。

過去に、「おもいっきりテレビ」でも紹介されましたが、温冷浴とは、温浴と水浴を交互に行う入浴法です。温浴ばかり入っていると、発汗して塩分や水分が出てビタミンCが減少しアルカリ過剰になります。酸塩基の平衡を保つために行うのが温冷浴です。効能として、神経痛、リューマチ、貧血、高血圧、感冒、糖尿病、冷え性等多くの疾患に効果があります。

方法は、病弱な方や三十歳以上の方は、まず全身の入湯の後、手足から体へ水（最初は三〇℃）を一分ほどかかり、その後、一分間湯にはいる。これを交互に繰り返し、各一分ずつを三回行い、最後は水であがる方法です。水は毎日一度ずつ下げ一五℃にします。

裸療法

もう一つ、がんの患者に実行してほしいのが裸療法です。

効能として皮膚呼吸を活発にします。西式健康法ではがんの患者は体内の一酸化炭素が多いと考えます。裸になって酸素を補給すると一酸化炭素は炭酸ガスとなります。方法は着衣と裸を繰り返します。時間は次のようになります（表1）。

着衣して、温まる

部屋を開放し裸体となる（①〜⑩）

着衣のまま平床でしばらく休む（⑪）

一日二回、日の出前と日没後に行いますが、病人は暖かい時刻に開始してもかまいません。

また、当院では七掛け温冷湿布も行っています。

局所の温冷浴

局所の温冷浴もご紹介しておきましょう。

方法は、温湯、冷水を別々の容器に準備してタオルなどで時間に従って湿布をします。湿布は温湿布から始めます（表2）。

効能は、局所的痛みがあるときに効果があります。がん性疼痛、慢性関節リューマチ、腰痛、痛風、腹痛、肋間神経痛、関節炎等の痛みを和らげます。

「がんを学ぶ青葉の会」を中心に、病気に負けずに頑張ってください。

表1　裸療法の時間の目安

回数	裸になる	服を着る
1	20秒	60秒
2	30秒	60秒
3	40秒	60秒
4	50秒	60秒
5	60秒	90秒
6	70秒	90秒
7	80秒	90秒
8	90秒	120秒
9	100秒	120秒
10	110秒	120秒
11	着衣のまま平床でしばらく休む	

表2　温冷浴の時間の目安

温湿布の時間	冷湿布の時間
20分	14分
14分	10分
10分	7分
7分	5分
5分	3分30秒
3分30秒	2分30秒
1分40秒	1分
1分	1分

自然治癒力の再評価こそ、医療改革への道標

ホリスティック経営コンサルタント　寺山心一翁

不思議なご縁

松尾倶子さんは、がんになって、自らの努力で治癒されていく中で、自然治癒力の大切さに気づかれた方です。「がんを学ぶ青葉の会」を発足され、代表として、福岡を活動の拠点に定め、ＮＰＯ法人とされ、さらに「あわてない・あせらない・あきらめない」を合言葉に活動をしてこられました。「希望が持てます。愉しみながら克服しませんか！」と、がんになった人たちに、本当に治ってほしいと声をかけておられる松尾さんの姿に、私はいつも感動しておりました。

このたび、松尾さんからのお話で、松尾さんが自らの体験を語る本をとうとう書く決心をされたとのこと、そして私にも一言書いてほしいとの依頼がありました。私は前に機関誌「あおば通信」に書かせてもらいましたので、喜んで承諾をした次第です。

私と松尾さんとのご縁は、私が自らの末期がんを治し、自然治癒力を生かす医学活動をしている日本ホリスティック医学協会の常任理事のときに、東京のシンポジウムで知り合った大国篤史（おおくにあつし）

先生とのご縁が、はじまりです。

　大国先生が福岡でクリニックを新築された折に、私を招いて講演をする機会を作ってくださったのです。その会場に松尾倶子さんが私の話を聴きに来ており、お会いしました。松尾さんはそのときまでに大国先生と数十年の交流があり、ホームドクターとして、なんと数センチの胃がんの第一発見者だったのです。現在も医療アドバイザーとして青葉の会のサポートをされています。ご縁とは本当に不思議なものです。

私のがん治癒の経過

　私のがん治癒の経過について、少し述べます。一九八四年、右腎臓がんと診断されて、西洋医学の三大療法である手術、抗がん剤、放射線による五カ月の治療の結果、余命二カ月との告知を受けました。私は自宅で死を迎える決心をして、病院から自宅に戻りました。そして自分の直感に従い、いろいろと自然治癒力を高める努力をした結果、三年半かかりましたが、がんが消えたという事実があります。つまり末期といわれたがん患者でも、自分で徹底的に反省し、自然治癒力を高めていく努力を徹底していけば、がんは消え、完治していくことを、私は人々に示しました。三十年を経過した後も、がんは二度と再発することはありません。

　私のがん患者の方々に対するスタンスは、がんは自然治癒して治る病気であり、西洋医学の治療では治しにくい病気であることを、講演や著書などを通じて人々に伝えてきました。そのポイントは、第一に、健康保険のベースにある西洋医学の三大療法が、自然治癒力を無視しているということです。第二は、がんは自分自身で作った自分の一部分であり、自分にとって味方であり、何かその人の生き方が間違っているために、がんができてしまったことを知らせようとしていることです。第三は、がんを作ったのはがん患者その人であり、深く反省をおこなうことでその原因に必ず行き着きます。がんをどのようにして作ったかを知ると、がんを癒していくことができるのはがん患者その人であり、今までの悪い生活習慣を正しい方向に変えることで治癒していくことができるということです。

現在がんになると、健康保険のベースである西洋医学の標準治療は、いわゆる三大治療である手術、抗がん剤、放射線で、これらはがんを敵視し、殺すという治療です。多くの人はその副作用に苦しみ、やがてからだが衰弱していき亡くなっていきます。一方では、この三大療法を受けずに、がんを治していっている人たちが、たくさんおります。後者の人はがんが完治し、治った後も再発せずに、前よりももっと健康な生活を送っています。

この事実こそ、対症療法が主体の西洋医学では治りにくいことを示しており、自然治癒力を取り入れた根本的な治療法こそ、完治する道です。今の医学に自然治癒力の思想を導入することこそ、今の医学部の医療・医学教育を根本的に変革していく大きな道標になると確信しています。

父母の教え

私ががんから治ることができたヒントは、まず父が黙って教えてくれた「自然良能」という言葉と、病気に対する父の姿勢でした。私が生まれたとき、父は結核で自宅療養をしておりました。初めての子である私が可愛くて、毎日私を抱いて過ごしていたそうです。音楽が好きだった父は、大好きなチェリストであるパブロ・カザルスのチェロの演奏を蓄音機で聴いていたと、私に話してくれました。当然生まれたばかりの私は、毎日父に抱かれて聞かされたのです。

父は「自然良能」を生かして自分の力で、当時不治の病といわれていた結核を治し、やがて仕事に復帰して、以後は二度と結核を発病しませんでした。人間のからだの中には、四六時中いつもからだを修復しようとして働いている自然良能があることを私に教えてくれました。これがからだの中にいつも働いている、今で言う自然治癒力のことだったのです。私ががんになったときに、父がその話をしてくれました。

もう一つは、母の教えです。父と一緒に病院を訪ねてきた母は、私が間もなく生を終えそうだということを知っていたのでしょう。「親より先に死ぬ不幸はするな」と言い残して帰り、そのあとで「深くこの生を愛すべし」という会津八一の言葉を筆で書いて、病室に送ってきました。死ぬまで自分の命を大切にして愛しなさいという母は、子を思う親の気持ちでいっぱいだったのです。この言葉こそ、後に私ががんを愛するきっかけになりました。実際にがんのある部分に意識で愛を送りだすと、痛みが減少して、眠ることができ、また目が覚めたときには頭がすっきりしていたからです。私はそれ以後、あらゆる鎮痛剤を服用することを中止しました。鎮痛剤の持つ副作用が、実は自然治癒力を低下させることに気が付いたからです。

心とからだの自然治癒力

現在多くの人は、体調が悪いと、自分が健康保険料を支払っていることもあり、安易に病院に出かけてしまう傾向にあります。自然治癒力のことが頭をよぎらないのは、「手遅れ」という不安と恐怖が先立つからかもしれません。また病気は医師が治してくれるものと教育されてきたからでしょう。

もし自分のからだに備わった自然治癒力という力を見直すように世の中の認識が変わり、また自然治癒力の存在を、あらゆる機会をとらえて子どものころから教えられるようになれば、医療費が高騰することもなく、また医師の数が今よりもはるかに少なくてすみ、副作用の多い薬を多用する傾向にある現在の医療の実情にも、人々が気付くようになっていくことでしょう。

また、自然治癒力は肉体のみではありません。心の自然治癒力も欠かせないものです。心身の自然治癒力を最大限に発揮するためには、感じるということから始まる意識をたかめていくことがきわめて大切な要素となります。

まずは死を恐れるという感情です。誰にも訪れる死を素直に受け入れることで、心は安定してきます。これは見えない世界の科学です。さらに心の意識から精神、魂、神、空、無の意識へと高まっていくに従い、本当に愛という意味が分かり、アリガトウの本来の意味が腑に落ちてきます。父母から受けた愛を感じることで、さらに父母をこの世に送り出してくれたご先祖様へのアリガトウという感謝の気持ちが湧き起こってきます。

自然治癒力の思想が、今の医学教育に積極的に取り入れられてくると、二四〇〇年前にギリシャの医聖ヒポクラテスの自然治癒力についての教えが復活し、がんになった人たちが自分の努力で治していくことになるでしょう。さらには医学において智慧の医療が広がり、医師の人間としての意識がきっと高まっていくことになるでしょう。

今回、松尾倶子さんの本が出版されることで、世の中における自然治癒力の再評価がますます進むと、人びとの意識が変わり、医師の意識が変わり、たくさんのがんで苦しむ人たちの意識が高まっていくと、これからがんが自然に治る人々がどんどん増加してきます。私は心よりそうなりますことを祈念します。

愛　心

師匠のような人

ＮＰＯいきいき健康長寿研究会主宰　春名伸司

このたびは、松尾倶子さんと青葉の会のみなさんの本の出版ならびに青葉の会発足十二周年、まことにおめでとうございます。松尾さんの、余命五カ月のスキルス性胃がんを克服した軌跡は、まさに奇跡であり、たゆまぬ努力と、それに伴う心の変化の賜であると確信します。

さらに松尾さんは、覚悟を決めて精進を重ねると、誰でも奇跡が起こることを、身をもって証明された偉大な生き証人であることは、間違いのない事実です。

その松尾さんが満を持して出版されるこの本は、体験者にしか語れない、生き抜くコツが満載の本になっているにちがいありません。多くの方がこの本を手に取られることを切に願います。

最初の出会い

松尾さんとわたしの初めての出会いは、ずいぶん前になるが、ＮＰＯ法人ガンの患者学研究所（以下ガン患研）が主催する大きなイベントが名古屋であり、その楽屋でのことだった。

ガン患研の川竹文夫代表が講演を終えて楽屋に帰ってこられたとき、松尾さんが絶妙のタイミングで入室され、「代表、お疲れさまでした」と言うが早いか、持ってきた、見るからにおいしそうなりんごをむき、あっという間に代表の前に差し出した。

その流れるような所作を見て、代表の隣に座っていた私は、「この方はすごい人だ」と圧倒された。川竹代表を前にして、躊躇（ちゅうちょ）がなく、自然体なのだ。楽屋の張り詰めた雰囲気の中で、しかもその真ん中で、突如としてりんごをむき始める。それが松尾さんの役どころとなると、まるでシナリオがあるかのように、自然の成り行きなのである。

講演を終えて、さぞや疲れているであろう川竹代表をホッとさせてあげたいという松尾さんの思いやりがあまりに自然なので、楽屋の真ん中でりんごをむき始めても、周囲に何の疑問も抱かせないのだ。

すべてを出し切り精根尽き果てている川竹代表は、松尾さんが「どうぞ」と差し出したりんごを手に取り、何も言わず素直に口にしたのである。「あの厳しい代表も、松尾さんにはかなわないんだなあ」と川竹代表がやけにかわいらしく見えた。

そのとき突然、「あなたも食べますか？」と松尾さんは私にりんごを差し出された。たった今まで、映画のワンシーンを見ているように、代表と松尾さんのりんごを通したやりとりを間近で眺め、心の中で感嘆していた私は不意を突かれ、頭が空っぽになってしまった。気がつくと、差し出されたりんごを素直に手に取り、頬ばっていた。見事に一本取られてしまった。

そして、ただ、だまって食べるだけの私に向かって、松尾さんは「私のことを覚えてくださっていますか？」と問いかけてくる。覚えているも何も、あの有名な松尾倶子さんである。直接言葉を交わしたことはないが、知らないわけがない。偉大すぎて声が出ないのだ。川竹代表と並んで厚かましくりんごを食べてはいるが、偉大なお二人に囲まれて、本心は緊張しっぱなしの「借りてきた猫」状態だった。

当時、私は「治ったさん」(がんを克服した人)になったばかりで、これからガン患研の活動に参加しようとしていたところ、松尾さんははるか雲の上の人だ。そんな私にも、分け隔てなくお話をしてくださる松尾さんに、心から感謝したことをよく覚えている。

私の印象では、あのときのイベントの主役は川竹代表であっても、楽屋の主役は、紛れもなく松尾さんであった。

岡山養生塾

その後、私は新しくできたガン患研岡山支部の支部長になり、支部を岡山で五つに増やし、冊子「すべてはあなたが治るため」を毎月、千冊配布することを十三カ月間続け、中四国地区総支部長として、関西西部も含め、中四国地方を東奔西走したあと、ガン患研を卒業させていただいた。

そのときの貴重な経験は、今の私のベースになっている。そして紛れもなく松尾さんは私の大先輩であり、どれだけ努力しても背中を見ることしか叶わない師匠のような存在である。月日が流れ、帯津良一先生をお招きして岡山養生塾を開催するようになったとき、松尾さんは真っ先に参加してくださった。

岡山養生塾は一日目の夜に、がんを治した方々が各部屋に分かれて、ご自身のがんを治した体験をお話しする「専門講師による分科会」が開かれるのだが、「治ったさん」としての松尾さんの分科会は、お話が白熱し、いつまでも灯りがともっていた。

松尾さんは、養生塾に参加されたがん患者さんのお話をしっかり聞きながら、噛んで含めるように問題をひもとき、その方たちの経験を自分の経験と比較し絡めながら、一人一人に合った明るさと勇気を与えていかれる。だれにでも分け隔てなく、誠心誠意お話をされる姿勢は、本当に頭が下がる。

岡山養生塾では、二日目早朝にみなさんで「かくりん気功」をするのだが、その気功が始まるさらに前の時間、朝日が昇り始めた清々しい時間に、会場になっている国民宿舎「良寛荘」の周囲を、最新のランニングウェアを着こなし、颯爽と走る女性がいた。見れば松尾さんである。坂道を難なく駆け上がる、その早いことといったら高校生のようであった。そのすぐ後、松尾さんは何事もなかったかのように早朝かくりん気功に参加された。素晴らしい体力である。

前夜、遅くまでみなさんとお話をしていたにもかかわらず、本当にお元気で、みなさんがあこがれるはずである。

私のがん克服体験

松尾さんは胃がんであったが、わたしは十五年前、四十一歳で中咽頭がんⅣ期を宣告された。咽頭がんはⅠ〜Ⅳ期の尺度であるから、いちばん重いがんに突然見舞われてしまったのである。

当時は、がんは原因不明とされていた。しかし、原因不明では自分で治しようがない。何か情報はないか?と探していたら、国立がんセンターが「がんは生活習慣病である」とタイミングよく発表した。わたしは、「これだ！　これにかけよう」と決心した。

十五年前と言えば、がんは病院の言うとおりに治療を受ける時代なので、「がんは生活習慣病」と発表したからといって反響があるわけではなかった。誰も自分で治す病気とは思っていないので関係ないのだ。しかし、わたしは、三大療法（手術、放射線、抗がん剤）は、将来「治療と称してこんな野蛮なことをしていた時代が過去にあった」と言われる時代が来るように思えてならなかったので、「主治医は自分。自分でできることは自分でしよう」と決めていた。だから、国立がんセンターが発表したこの情報を、自分の転機にしようと思った。

自分の生活習慣を顧みると、思ってもみなかったたくさんの原因が見事に浮かび上がってきた。暴飲暴食、不眠不休、がんばり過ぎ、ストレスまみれ、笑わない、過度の緊張（怒り）、不満、自己否定、すべて人のせいにする、コンプレックス、ねたみひがみ……。

まさに、「自分ががんにならずして誰ががんになるのか」状態であることが判明した。

そして同時に、「なぜ自分はこんな生活習慣になり、こんなに心が荒れてしまったのか」ということを真剣に探求するようになった。そこから浮かび上がってきたことは、幼少時代の自分の孤独な姿だった。誰にも甘えられない、誰もわたしのことに耳を貸さない。困ったことがあっても誰も助けてくれない。毎日浴びせられる冷たい言葉。自分ではどうしようもないことなのに受ける叱責。自分の存在を否定される家庭環境。そんな何十年も前のことが心の傷となり、四十代になってなお自分の心を形成していたことにぞっとした。

トラウマから、人を頼れないのですべて自分で背負ってしまう。その結果がんばり過ぎ、不眠不休、ストレスをためて暴飲暴食に走る。自分を責めて他人を許せない。いつも緊張している。

まずは「思いを変えよう」と思った。

生きるために不要な思いを全部捨てた。

過去の恨みつらみは、今の緊張、がんばり過ぎ、許せない心のもとになっているので捨てた。自己否定は、暴飲暴食、不眠不休につながるのでこれも捨てた。怒りは感謝に変えた。

心は変えられないと思っている方も多いかもしれないが、心（性格）と思っている大部分は単なる心の感じ方の癖で、一カ月あれば変わる。そして、生活習慣は、今までの真逆を実行した。早食いだったのが百回噛み、暴飲暴食は少食にし、お酒、動物性たんぱく質、甘い物を断った。結果的には手術を選択したが、医師のすすめるほかの治療はお断りをして、朝早く起きて気功をし、夜は早く寝る。

そういうことを五年間、余計なことを考えないでやり通すと、再発もなく、がんになる前よりも健康になれた。ということは再発からも遠ざかった。

何かをやり通すと、一見関係のないようなことまで整い始めるから宇宙の摂理とは不思議なものだ。がんになったときに一歳と三歳だった私の子どもは、十六歳と十八歳になった。

今は、生かしていただいたことに感謝をし、少しでもお役に立てればと、がんの方に自分の体験をお話しし、気功を教えている。

今感じるのは、覚悟を決めて事に望むとだいたい願いは叶うものだということ。みなさんにもそうなってほしいから、あえて最後に厳しい言葉を。

――「神様は解けない宿題（問題）は与えない」とよくいわれるが、それを真実にするか否かは、運ではなく、自分の覚悟次第である。

第4章

青葉の会の活動

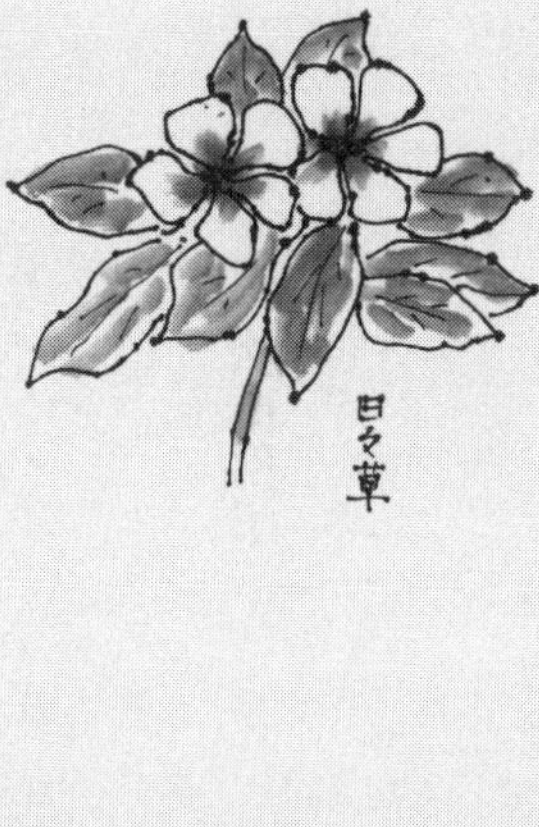

講演会

第1回「落語講演会」

松尾倶子

青葉の会の柱となっている講演会は、年に一度、いろいろな分野の先生を講師としてお招きしています。

二〇〇四年四月二十四日の青葉の会第一回総会のあと、少人数で講話会を開く予定にしていました。ところが、一月末に、会を応援してくださっている重光浩子さん、織方幸栄さんから、千葉県在住の樋口強氏の『いのちの落語』出版記念会とあわせ、青葉の会の総会のあとで講演会を開催してほしいとの要望が突然舞い込んだのです。

生存率が極めて低い肺小細胞がんを克服された樋口氏は、実体験をもとにした創作落語「病院日記」と、講演「笑いは最高の抗がん剤」の二本立てで「落語講演会」を始められ、四月三日、岩手県北上市で第一回目の開催が予定されているところでした。青葉の会でもそれに続けてやったらどうかという提案です。

「四月の講演会までには三カ月しかない！」「絶対できるわけがない！」とほとんどの関係者が反対しました。しかし、世話人・会員で何度も話し合いを繰り返すなかで、「真正面からがんと向き合っている樋口氏の話を聞きたい」という声もあり、決断を迫られました。

時間との闘いのなか、第一に、この三カ月で会場がとれるか、そして人数が集められるかが問題でした。なにしろ会として初めての取り組みです。会の知名度も、予算も、体力も、ノウハウもない。ましてや運営スタッフの中心は患者です。賛否両論のなか、崖っぷちに立たされた私は、最後に「やるっきゃない！」と決断し、スタートさせたのです。

決断したあとは、全員が一丸となって目標を決め、当初十人の実行委員が一人増え、二人増えして合計二十一人の協力者ができました。患者であってもできる役割を自分から見つけ、それぞれが自分にできる任務を引き受けていきました。

やると決めたからには、四月三日に北上市文化交流センターで開催される「落語講演会」はどんな様子なのか、直に感じてみたいと思い、ドイツから帰っていた娘と孫を連れ、岩手県に飛びました。気持ちは勇んでいますが、ちょっとした交通事故でムチウチ状態だった私は、一週間前から首に「カラー」という頸椎固定装具を付けていました。

北上市の「落語講演会」の主催は、がん患者の会「びわの会」、乳がん患者の会「ひまわりの会」、がん家族の会「おでんせの会」の三団体です。スタッフの方たちは、はじめての開催で、がん患者が多くかかわっているにもかかわらず、みなさん笑顔で生き生きと働いていました。参考にすべきものはすべて頭に入れなければなりません。開場前から講演中、講演後の動きまでしっかりと把握し、あつかましくも不要になった長さ五メートルの横断幕まで頂戴し、娘の重い手荷物として帰りの飛行機に積み込みました。

樋口さんの講演を聴いて「がん仲間と家族が主役になれる一日を作りたい」という主催者の熱い思いがストレートに伝わり、「青葉の会でもみんなと力を出し合い、成功させたい」との思いが強くなったのです。その結果、青葉の会の「落語講演会」は定員を超える五百名近い入場者であふれ、うれしい第一回目となり、みんなで喜びあいました。その反響が講演会終了後も続き、翌年アンコール開催、またその翌年と三年連続開催となり、北上市からいただいた貴重な横断幕は、三回にわたり活躍することになりました。

波紋を呼んだ講演会

第七回の垣添忠生先生、第八回の青木新門先生の講演会開催にあたっては、少なからぬ波紋を呼びました。

当時、国立がんセンター名誉総長だった垣添忠生先生の講演会では、青葉の会は西洋医学と距離をおき、東洋医学、特にホリスティック医学をベースにしていると認識しているのに、対極にある西洋医学のトップを呼ばれた真意を聞きたい、という疑問の声が多く寄せられました。

垣添先生は奥様を末期がんで亡くされました。最先端の医療を駆使して治してみせると、一時も惜しまず看病されました。しかし、この願いは届かず、奥様は天に召されたのです。

落胆の淵から立ち上がれないまま、半年を迎えたある日、悲しみのどん底で一筋の光に気づかれました。いったい自分は何をしているのか。こんなことではいけない。自分と同じ苦しさから這い上がった人を共に励まし合う「グリーフケア」をやろうと考えられたのです。

私は、医療界のトップだからお呼びするのではない、悲しみのどん底からやっと一歩ぬけ出し、同じ思いの人のケアをしていこうと決心されたその思いを話していただきたいのだ、とお話ししました。西洋医学の利点も正しく知り、その人一人一人に宿っている自然治癒力を中心に据えた治療のあり方を、みなさんと一緒に考えていけたらと願っていました。

このときの感想を会員の方に書いていただきました。

「がん患者と家族の想い」を聴いて

三井所和幸

私は、化学薬品が大嫌い。口癖は、「病気の根本原因は生活習慣にあり」。深刻ながんのご相談も多く、三大療法の怖さを患者さんの言葉を通してヒシヒシと感じている一人です。

六月の「あおば通信」をいただき、目に止まったのが垣添忠生先生の講演会のご案内でした。がん三大療法の巨塔、国立がんセンター名誉総長が講師？　青葉の会とは主義主張が正反対のはずなのに？　こんな疑問を感じた私は、早速松尾倶子代表に電話をしました。

垣添先生は最愛の奥様を、こともあろうに末期がんで亡くされ、その闘病のありのままを生の言葉で書きつづられた『妻を看取る日　国立がんセンター名誉総長の喪失と再生の記録』（新潮社）を執筆されました。松尾代表はそれを読んでいたく感動されました。それがきっかけで、松尾代表は真心込めて三回も垣添先生に講演依頼のお手紙を書かれたのだそうです。先生は松尾代表の情熱に負けて講演を引き受けられたとのこと。「拉致されたようなものだ」と苦笑しておられました。

講演で、奥様の治療中のお言葉が紹介されました。「こんな辛い治療を受けるのは、あなたのためよ」。「自宅で死なせてほしい」。「私の葬式はしないでほしい」。

一緒に聴いていた家内は横で涙していました。名誉ある地位にある夫の判断をどこまでも信じ切り、夫の勧める治療と検査をすべて受け入れ、最後に死を覚悟。さらに死んだ後まで夫の社会的名誉を傷つけまいとする思いやり。せめてものわがままが「自宅で死なせてほしい」だったのでしょう。私たち夫婦はそんなふうに考えました。

講演後の懇親会では、九州大学病院がんセンター長の水元一博先生も同席されました。松尾代表が突然参加者一人一人にスピーチを求められました。順番で回ってくるのを感じた私は、「ヤバイ」と思いました。本音を馬鹿正直に発言してよく失敗するからです。でもアルコールの力を借りて、ついこんなふうに発言してしまいました。

「エビデンス（科学的な証明）、そして三大療法に固執しているトップリーダーのお二人に、三大療法を使わないでもがんを克服した生き証人のお話を聴いてほしい。それがこの講演会と懇親会に秘められた松尾代表の本当の目的だったと確信します。このために、松尾代表が私利私欲抜きで、最強の信念を持って、命がけでトップリーダーをお招きしたのです！」

講演会のサブタイトルは「がん患者と家族の想い」。まさに自らが夫、医師、看護師、介護士の四役をこなして誠心誠意、最愛の奥様を看病されるほど人間味豊かな垣添先生ならば、青葉の会の参加者のスピーチから何かを感じ取っていただけたのではないでしょうか。決して主義主張の違いを追求するのではなく、お互いの立場を尊重しながら、よりよきがん治療の方向性を共同開発していきたい。まるでインド独立の父マハトマ・ガンジーが、その無抵抗・不服従によって、イギリスからインドを独立に導いた手法に通ずる高貴なアプローチのように私の目には映りました。

最後に、松尾代表の情熱と、それに応えて人間味あふれるご講演をされた垣添先生の勇気に、最大の感謝と敬意を表したいと思います。

そしてもう一言。「拉致」して福岡での講演会に垣添先生を導かれたのは、本当は奥様の魂だったのではないでしょうか。奥様が、「私のようにがんで苦しまなくてもすむいい方法を、双方で仲良く考えなさい！」と天国から導かれたのではないでしょうか。私には、そう思えてしようがありませんでした。

（二〇一〇年八月、「あおば通信」三十号）

なぜ死をテーマに？——第8回青木新門講演会

「青木新門先生が倒れられました。今、救急病院のＩＣＵに入っています。申し訳ありませんが、追ってまたご連絡しますので……」。深夜十一時過ぎ、東京の青木新門先生の関係者の方から電話が入りました。

突然の連絡に、明後日に迫った先生の講演会は開催できるのか、代役を立てる？　中止？　気は動転し、時間も考えず講演会当日の司会者、実行委員長、事務局長に次々と電話しました。

状況の説明が終わり、眠れぬ夜を過ごすことになりました。しかし翌日早朝、「先生の意識が戻られ、本日の便で福岡に向かいます」との連絡を受け、とりあえず胸を撫で下ろしました。夕刻、予定どおり開かれた青木先生を囲む食事会では、先生は申し訳なさそうに「今日はお酒を控えます」とのごあいさつ、事情を知らなかった方たちも含めて、ひと安心したものです。

講演会当日は入場者が予定をはるかに超え、体調が回復された青木新門先生は、終了予定より二十分オーバーでたいへん内容の濃い充実した講演をしてくださいました。

青木新門先生を講演会にお呼びするにあたっては、外部の方、また青葉の会会員からも、一生懸命がんと闘い、生きていけるという希望がやっと見えてきたのに、なぜ死をテーマにした講演会などを開催するのですか、という疑問の声が寄せられました。驚いたのは、実行委員からも同じような質問が出たことです。

それに対して、私はこんなふうにお答えしました。——人間はだれでもいずれ死を迎えます。共に生きていく中で、死を考えることは生の延長であって、両者を決して切り離して考えることはできない。死を考えることは同時に生を考えることであり、生と死は表裏一体という捉え方で考えていきたい。

そして、視野を広げて見たり、固定観念にとらわれない柔軟な発想をすることが患者に求められているということをお伝えしました。私の考えに納得して講演会に参加された方から、「いい勉強になりました」と感謝の言葉を出口でお受けしました。また、「あおば通信」にも多くの感想や原稿が寄せられました。その一部をご紹介いたします。たくさんの方に思いが伝わり、成功裡に終わったことに安堵しました。

「いのちのバトンタッチ」を聴いて

日本キリスト教団香椎教会牧師　**新堀真之**

青葉の会の講演会に、青木新門さんが来られる。その方は、『納棺夫日記』の著者であり映画『おくりびと』の〝モデル〟となった方である。そんな知らせを受け、胸を高鳴らせたことを思い出します。なぜなら『おくりびと』は、私が特別な思いを持って観た映画だからです。

職業柄、当然これまでに「死の場面」に立ち会ったこともあります。そんな経験と重ねながらあの映画を観たとき、他人事ではすますことのできない〝何か〟を感じました。もっとも、お話によれば、実際の映画と原作との間には、かなりの隔たりがあるということでしたが……。

現在の香椎教会に牧師として赴任する前、私は「伝道師」という肩書きで、ある教会で三年間を過ごしていました。それは、「主任」たるベテラン牧師さんの下で、ひたすら〝牧師道のイロハ〟を叩き込まれる時。そしてその期間、いちばん強く心を打ったのは、やはり「さまざまな死の場面に立ち会う」という出来事でした。透き通るような静けさの内に逝かれる方もおられれば、人生の苦しみを色濃く残し、旅立ってゆく方もおられる。いずれの方のお姿も、強く印象に残るものばかりでした。

映画の前半部分では、主人公を演じる本木雅弘さんが、山崎努さん演じるベテランの納棺師にぴったりと張り付き、さまざまな「死の場面」に直面する様子が描かれます。そこに表れる、若い見習い納棺師の戸惑いや驚き、さまざまな心の動き……その一つ一つの場面が、自分にとってはとても身近なものに感じられたのです。

講演会当日、何よりも驚いたのは、青木さんのお話しぶりでした。原稿を読み上げるのでもない。まるで言葉が全身から湧き上がるかのように、けれどもしっかりと筋道を立てて情熱的に語られる。それはきっと、今まで立ち会った数えきれないほどの「場面」の一つ一つが、ご自身の内に血肉化されているからなのでしょう。

何よりも、お話から受け取ったこと。それは、死の現実から、「人間のいのち」をもう一度見つめ直すことの大切さです。忌むべきもの、マイナスなものとしてではなく、むしろ死をしっかりと見つめることによって、「いのちの全体性」を見据えていくこと。さらに青木さんはそのことを、「概念」としてではなく、さまざまなエピソードを通じてお話しくださった。だからこそそのお話には、大きな迫力とリアリティが宿っていたと思うのです。

「メメント・モリ」、中世のキリスト教の修道士たちは、日常の挨拶として、こんな言葉を言い交わしていたといいます。その意味は、「死を覚えよ」。この世の生と、そして死との距離は、実は数センチほどにしか離れてはいない。そのような強い実感の中で、また「死を超える希望」を抱きつつ、きっと彼らは、自らの「いのち」へと向き合っていったのでしょう。その言葉と重ねつつ、私は青木さんの生きた言葉に、耳と心を傾けていました。

最後に、がんという大きな病気と向き合う青葉の会が、今回、青木さんを講師にお迎えし、「死」というテーマを真正面から扱われたことに、敬意を感じています。自分自身、さまざまな視点を通して、「いのち」を見つめていきたいと願い、考えています。（二〇一二年一月、「あおば通信」三十六号）

食と医を考える一泊セミナー

松尾倶子

私たち青葉の会のもう一つの柱となるイベントは、年一回の「食と医を考える一泊セミナー」です。青葉の会にダイヤルを回されるお一人お一人は、がんの告知を受けてから、がんと闘うためにいろいろな情報を見聞きし、情報の洪水で流されそうになっています。青葉の会では、会の指針である「自分のからだの中にできたがんは、だれのものでもない。自分の力で治す」という信念のもと、博多区の郊外にある公共施設の研修室で一泊セミナーを開催しています。

新聞記事などで一泊セミナーの開催を知ってはじめて参加されるがん患者さんは、最初、硬い表情で受付をすまされます。期待と不安でいっぱいな様子です。

「同じ病をもつ者どうしが気軽に相談できる場がほしい」「がんを克服した人の話を聞きたい」「悩みを聞いてほしい」「本音を語り合いたい」「いま行っている治療法、食事を見直したい」「病院まかせでいいのか疑問を持っている」「ほかの会員さんと親しくなりたい」——そんな会員さんの要望から始まった一泊セミナーは、食と医療の講師の先生を含め毎回三十〜四十人の参加者です。

一日目は、午後二時から食の講話、食のリーダーまた養生食の先生を交え、日常の基本から学ぶ貴重な時間です。三時から医療グループの進行で、それぞれが自己紹介したあと二時間懇談します。夕食休憩のころは、参加者の緊張感もほぐれて、笑い声もひびきます。七時から九時まで、講師の先生を交え、青葉の会会員の「がんの生還者」からじっくり体験談を聞き、質問に答えていただきます。九時から消灯時間までは自由参加の「夜なべ談義」です。泊まりがけのよさを活かして、消灯時間を過ぎてもなお深夜過ぎまで、同じ悩みをもつ「がんのおしゃべり」が続くこともあります。

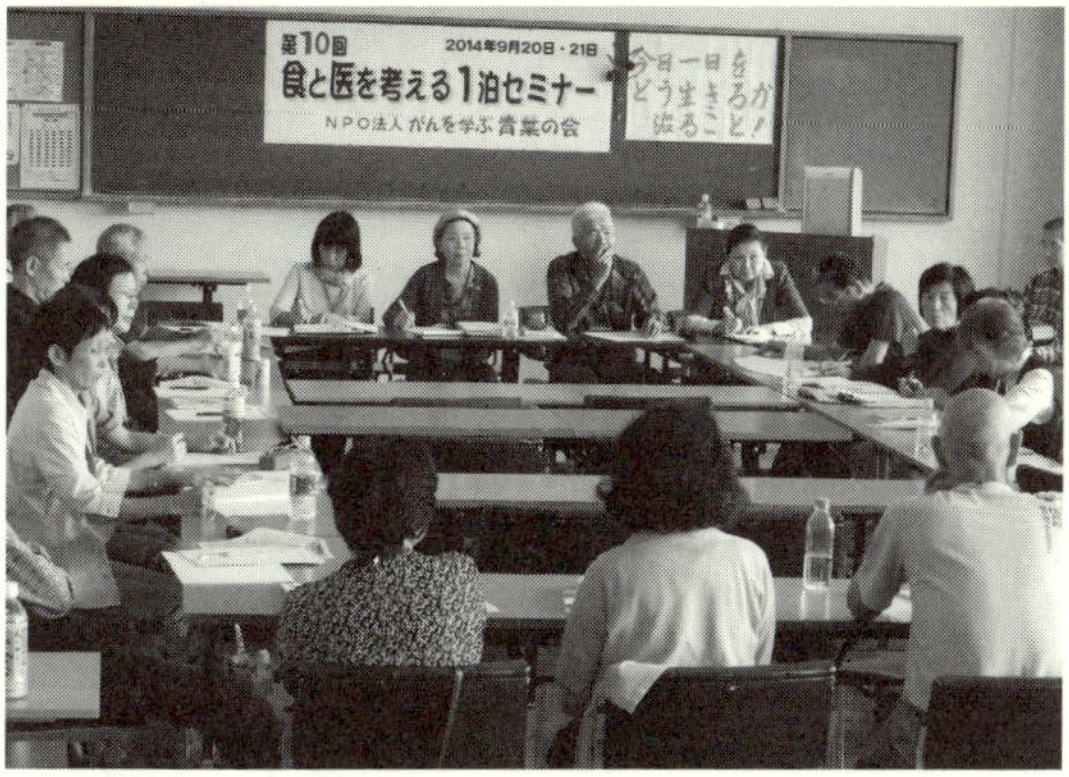

食と医を考える一泊セミナー

翌日は、部位別のグループに別れ、親密な交流です。治った先輩が治すコツをしっかり伝授したりします。リーダーさんのまとめ報告は、次の「あおば通信」の原稿にもなります。

今年で十二回を迎える一泊セミナーは、「病気に負けたくない、なんとか元気になりたい」という参加者の気迫がみなぎっています。環境や年齢はそれぞれですが、お互いの経験や知識を学びあえる場はとても大切だと思います。参加するだけで自然治癒力も高まる、奥深い学びとなることを確信しています。

グループ活動

現在三百名近い会員のもと、五つのグループ別にリーダー・サブリーダーを中心に活動しています。

◆医療グループ

一泊セミナー、部位別ミーティング、地区別交流会

◆にんじんグループ

料理教室、砂浴、びわ温灸

◆えんぴつグループ

絵手紙、気功、丹田呼吸法

◆やまびこグループ

野草摘み、野山散策、植物観察会、山登り

◆コーラスグループ

月一回二時間練習、青葉の会講演会などで歌を披露

◇医療グループ

久江和代

二〇〇五年四月に、会の活動の柱となっていた「心」・「動」・「食」に加えて、四つめの「考」となる「医療グループ」が発足しました。グループ発足から早や十年、リーダーとして毛屋嘉明さん、桝谷敏子さん、山口勝己さん、福田吾一さん、相部美由紀さんが携わってこられ、今は私が引き継がせていただいています。会員どうし交流の場を設けて、命の根源に目を向け原点に戻り、自らの身体と向き合うこと、「病」についての情報の共有を図り、同じ悩みを持つ仲間がそれらを学びながら実践し、穏やかな毎日が過ごせることを目的としています。青葉の会は病院に固執しないがん患者会ですので、医療グループの役割は大変重責であると認識しています。ですから医療グループにとって顧問の先生方は必要不可欠な存在です。

主な活動は年に一回の総会の後の交流会、新春交流会、一泊セミナーでの部位別ミーティングです。会員の方々に悩みや不安を少しでも解消してもらえるように、まず疾患別に机を並べます。「食道・胃」「大腸」「肺」「婦人科」「胆・肝・膵」「その他」と別れてのミーティングです。このときばかりは、初めての方も皆さんの活発な意見に触発されて、ご自分の悩みも自然に吐き出してしまうほどです。最後に各グループの担当者が発表し、それを医療グループのメンバーがまと

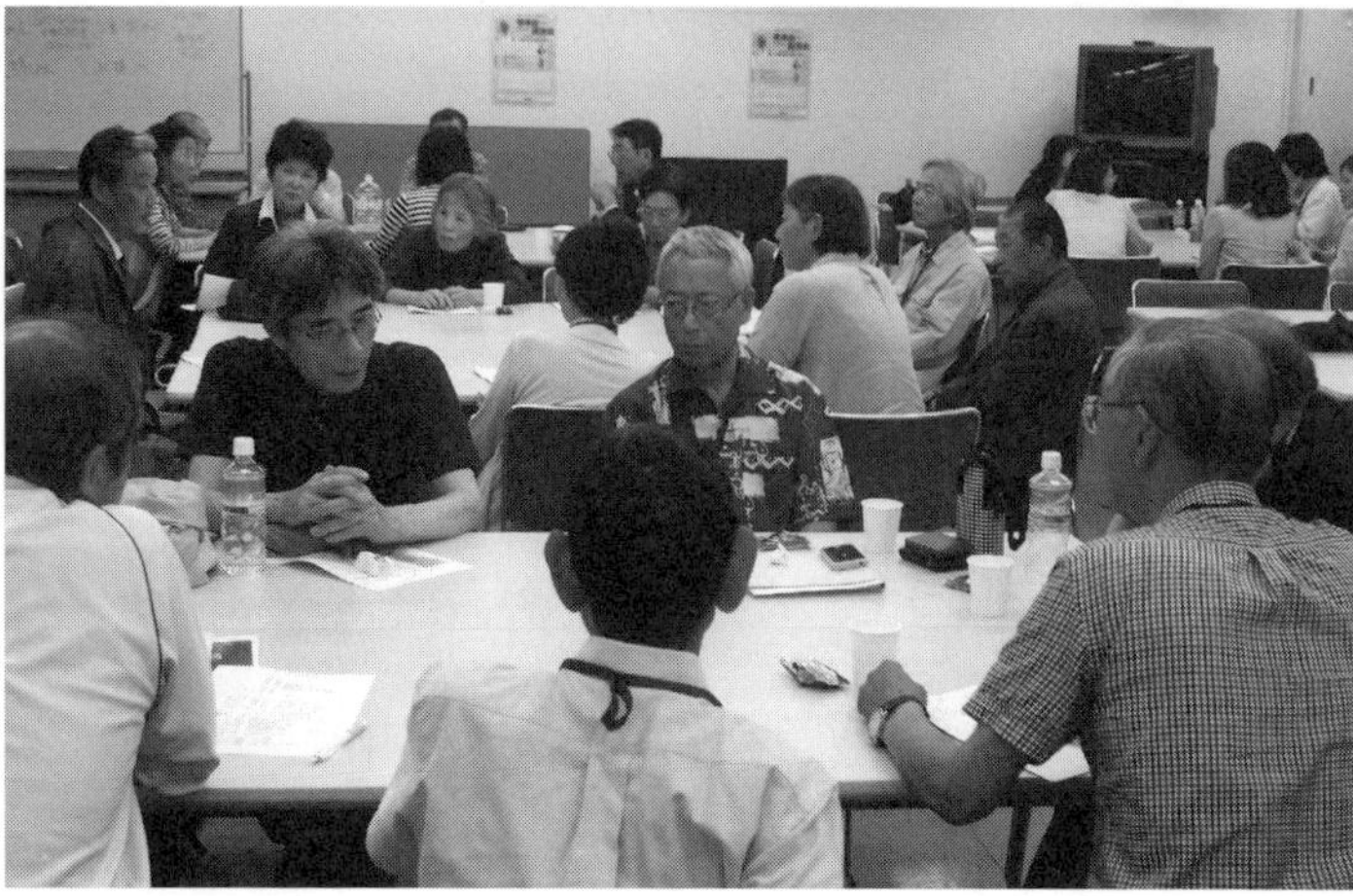
部位別ミーティング

めます。多くの時間を割いて行われる意見交換の場であり、質問や意見も次々と出てきます。
　皆さんの大切な身体のことですから、安易な返答はできませんが、極力言葉を選びながら、その方の心中を察してお答えすることにしています。その場では答えられない医学的な質問に対しては、後日顧問の先生にお聞きしたり、また長年看護師として働いてきた私も医療の現場で各専門医とのつながりもありますので、幅広くご教示をいただくことができます。持ち帰った質問は、後日直接お会いしたり電話などでお伝えしています。
　交流会の後で「こんなにがんのことを人様の前でおしゃべりしたことはありません。これで心のわだかまりがとれました」というような言葉をお聞きすることも珍しくなく、「がん友」ができた！　仲間がいる！　ということを実感される方も多いようです。体験は何ものにも代えがたい強い力となります。

二〇一四年八月より、新たな試みとして地区別交流会を始めています。この交流会は距離的なことや身体的な理由でイベントに出かけるのが困難な方でも集いやすいようにという思いで、会場を分散してわれわれが出かけていくように企画したものです。他者に寄り添う心でゆっくりと話を傾聴し、情報交換もしっかりと行う、それでいてのんびりとした雰囲気で交流できる場になっています。

医療は日進月歩。これからの治療の選択にはまず、正しい知識を学ぶこと。われわれはあらゆる方向に目を向け、西洋医学の利点はしっかりと生かして、また東洋医学やさまざまな代替療法を含めそれぞれの良いところを選択し、自分の信じる治療を実践していく。医療グループは、そのための「情報発信の場」であることを念頭に置いて活動しています。さまざまな理由で参加されない方のために、「あおば通信」に寄稿して、そのときの様子や情報をきちんとお伝えすることも重要な仕事です。また、患者、医療者の一人として「人間対人間の医療」を強く望んでいることを声に出して発信していく必要を感じています。

情報不足で悩んでいる方、一人で治療を頑張っている方、分かり合える仲間がほしい方、皆さんをつなげて、今後もこのグループ活動が定期的に継続し、一人でも多くの方が参加できるよう模索しております。

◇にんじんグループ――「よい食べ物」「よい食べ方」「よい生活習慣」

大神恭子

料理教室

生きるための基礎になる「食」と、がんを抑えるために身近にできる自助療法を学ぶために、二〇〇五年、「にんじんグループ」がスタートしました。その後、土屋利三郎さんがリーダー、渡辺清子さん、西田恵子さんがサブリーダーのとき、活動がいっそう活発になりました。

料理教室では、学んだことがしっかりと自分のものになるようにと、復習に取り組み、さらに数人は、「本気の会」と名づけて、事前に講師よりレシピを受け取り、参加者に教えられるようになるまで何度も何度も実習して講師のテストを受け、当日に備えました。これは一部の人のみではなく、さらに多くの皆さんに広めていくために、講師の厳しくも温かいご配慮だったのです。

一泊セミナーのときの調理実習では、初めての試みで、女性は見ているだけで男性が担当するものでしたが、あるとき材料が少なすぎるのではと大慌てしました。しかし、皮も含めて一物全体を丸ごといただくことで不足しなかったことが懐かしく思い出されます。

がんは生活習慣病ともいわれます。毎日の暮らしの中で、ごく当たり前の営みが、いつかどこ

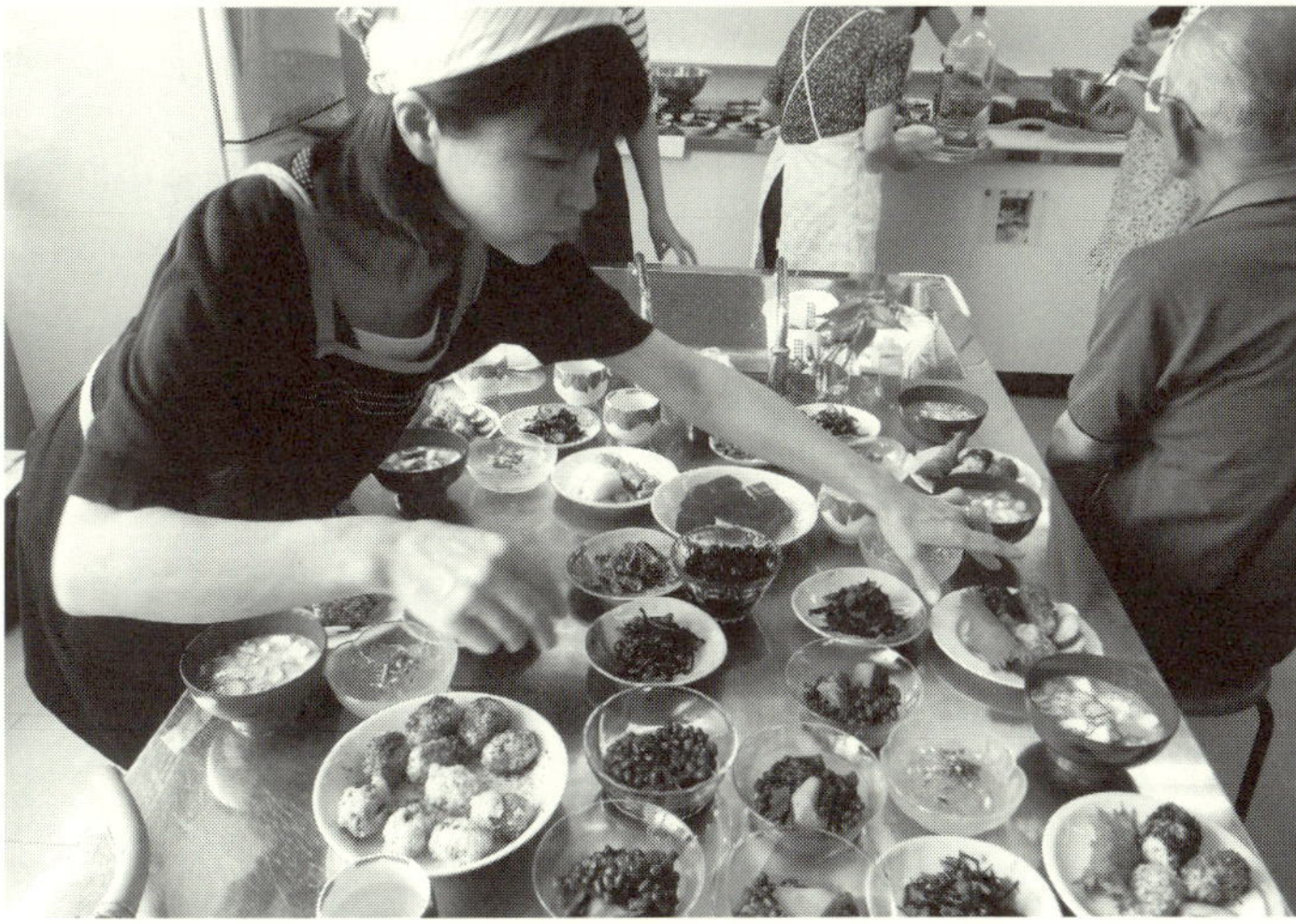
料理教室

かで歯車がかみ合わなくなり、口から取り入れたものが生命につながっていかないのはとても残念なことです。
教室への参加者の中には、消化器系のがんにもかかわらず、術後の食事が普通食と変わらないものだったり、食事についての指導は受けなかったという方が何人もいらっしゃったのに驚きました。せっかく治ろうとする力ががんばっているのに、その足を引っ張っているではありませんか。また、妻のために学びたいとおっしゃる小さいお子さん連れの若いご夫婦、手がしびれて調理は大変というお一人暮らしの高齢の男性、妻の断食にどこまでも寄り添う方々など、それぞれいろいろな課題を抱えています。このとき、にんじんグループの役割を強く自覚しました。
参加された方々からは、「がんが生活習慣病であることを実感しました」「食生活を変えたら高脂血症や脂肪肝も消え、体型だけでなく心も軽くなりました」「びわ温灸やこんにゃく湿布は温かく心地よく感じられるが、毎日温灸をしてくれる夫の気持ちが伝わってきて癒されます」「夫が玄米ごはんを食べてくれました」など、うれしい感想が寄せられました。毎日の「食」を見直し、学ばれたことを食卓に活かして免疫力を上げ、自分自身のもつ自然治癒力を強いものにして、それぞれの健康の回復と維持へとつないでいかれることを願うのです。

また、試食をしながらの交流は、お互いの体験を学びあう貴重な場となっています。

玄米は多次元機能米で、がん予防をはじめ糖尿病や高血圧などの生活習慣病や認知症の予防作用があるといわれます。食べ物はまず私たちの口を通して入ってきますが、そこには切歯八、犬歯四、臼歯二十で構成された三十二本の歯があり、穀類をすり潰すのに適していることが分かります。食べ物全体を十とすると、米や雑穀の穀類を主食に五、貝・小魚・小エビ一、豆類一、野菜・海草・発酵食品三の割合で摂ることが望ましいことを学びました。

「身土不二」という言葉は、私たちの体は住んでいる土地や水などと同じ環境の中で生かされているということで、そこで採れる食材が私たちの体に優しく作用し、免疫力をアップさせるのです。肉や乳製品を絶ち、白い砂糖・油・添加物や農薬を排除して、よく噛んで少食を心がけることが大切です。

若いとき重い腎臓病を患い、玄米を食する食事療法に出会われ、三年間徹底して取り組まれて快復された経験をお持ちの講師は、「お薬は薬局で手に入れるのではなく、身近にある食材にしっかりと心をこめて手作りすること」「治りたいという気持ちをしっかり持って自分で作ることが大切」と厳しく諭されました。

玄米小豆ご飯は、玄米を水に十二時間以上つけて発芽状態にし、消化吸収をよくし、生活習慣病を改善しやすくする。玄米と小豆を優しく洗い圧力鍋に水と入れ一時間以上浸す。塩を入れ、軽く混ぜて火にかけ、蒸気が上がってきたら火を弱め、四十分弱火で炊き、火を止める。また、玄米ポタージュ、肉などを使わない大根餃子など、食が進まない人にとって目から鱗のメニューで、さっそく作って食べさせたいと喜ばれました。

自助療法

自助療法として、びわ温灸・こんにゃく湿布、また夏の砂浴などにも取り組んでいます。びわ温灸は、びわの葉を肝臓や腎臓に当て、その上からもぐさに火をつけて温灸をするのですが、びわの力と温熱で体温が上がり、体力の回復に効果が見られるようです。徹底して学んだ松尾俱子代表は、指導を望まれる方がいらっしゃれば県外でも出向いています。

砂浴は海岸の砂を掘り、潮風に吹かれながら二時間ほど首までもぐるのですが、その後、シャワーで砂を流し、爽快な気分を味わっています。及び腰で参加された方も、来年も参加したいと

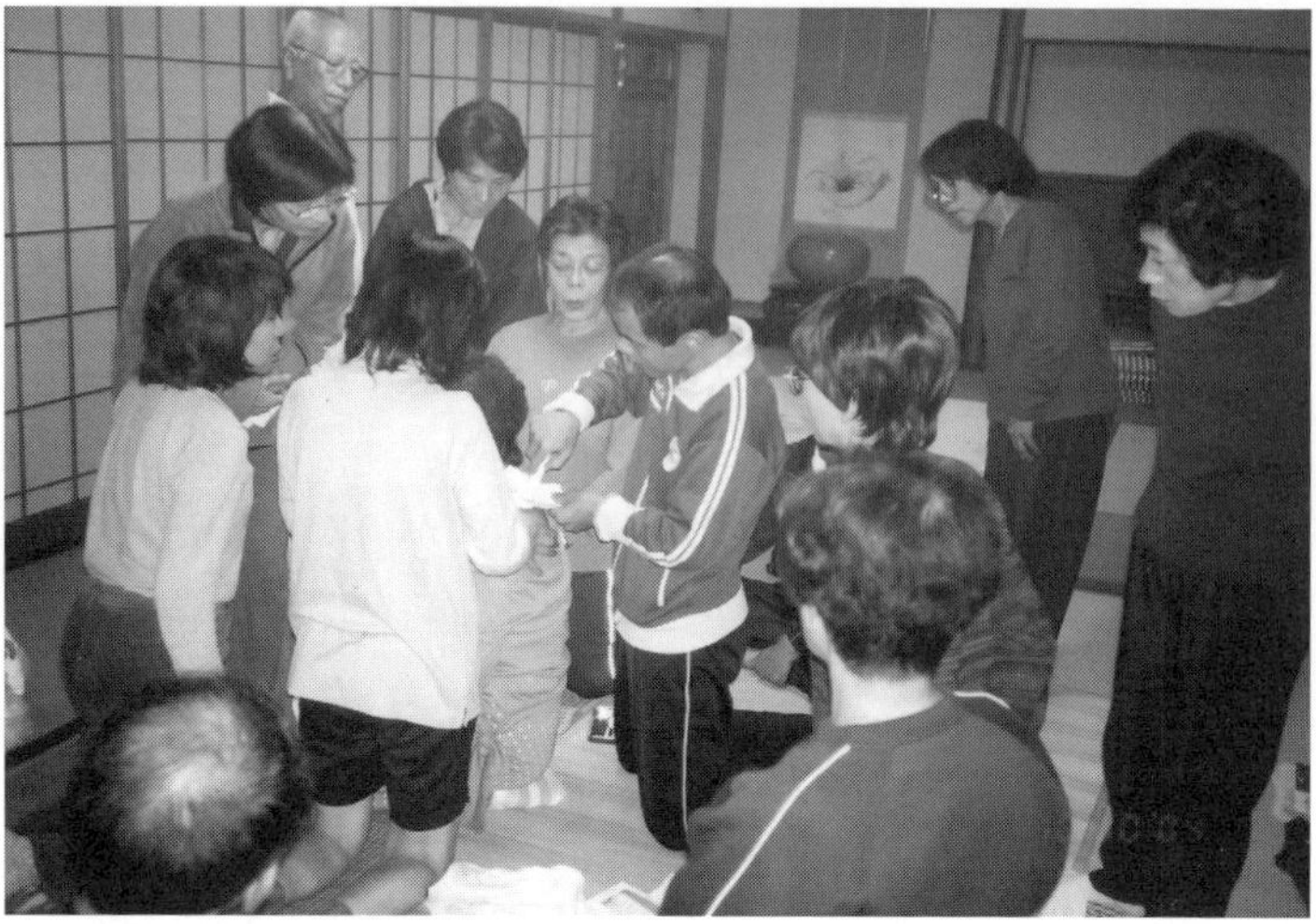

びわ温灸講習会

の希望が出されます。

　私たちの体は、消化器官である腸が考え、免疫をつかさどっていること、つまり、腸から脳へと指令が出されているのではといわれるようになりました。その腸が化学物質やホルモンなどに惑わされることなく健全な指令を出していけるようにするには、日々の食事が健全なものでなければなりません。

　一人ではなかなか続けられないことも、仲間がいると続けられるといいます。それぞれの取り組みを情報交換して深め合うとともに、学んだことは「あおば通信」で発信し、健康回復へのお手伝いができることを願っています。

◆やまびこグループ――自然と親しみ、元気回復を

松尾祐作

「やまびこグループ」の活動のねらいは、体力に合わせて無理をせずに自然と触れ合い、身体を動かし、新鮮な空気を吸い、自然に関する知識を少しだけ吸収し、ストレスを発散し、免疫力を高めるところにある。年に二～四回、軽登山・野草摘みを行っている。これまでの活動の一端を紹介しよう。

活動の一つは、純粋に山登りを目的とする活動である。中でも青葉の会の発足間もない頃、福島のひいらぎの会との合同登山は懐かしい想い出である。初日に阿蘇・久住山に登り、翌日は由布岳と連続登山であった（二〇〇四年）。体力に自信のない者は麓の自然散策をするのは、やまびこの通例である。それ以来折に触れて山登りを行ってきた。福島のメンバーを含めての阿蘇・高岳登山（二〇〇六年）。久住山登山（二〇〇八年）。宮崎・霧立越登山（二〇〇九年、二〇一〇年）。由布岳登山（二〇一〇年）。福岡・英彦山登山（二〇一一年）などである。もちろん、山登りだけが目的ではなく、行き帰りの交流や情報交換、宿での語らいの大事な機会でもあった。

自然観察と自然に関する学習をねらいとした活動も行ってきた。能古の島・ツツジを観る会（二〇〇四年、二〇〇七年）。福岡・油山野草観察会（二〇〇七年）。福岡・鴻巣山植物観察会（二〇〇八

年）。福岡・花乱の滝観察会（二〇一〇年）。福岡・背振山系観察会（二〇一一年）。阿蘇・黒岳観察会（二〇一一年）などである。観察会では、福岡自然研究会の方々に講師としてガイドと植物の説明をしていただいた。河西照勝会長、福田勉副会長、そして青葉の会の会員でもある森山昌弘氏などである。この機会にご協力にお礼を申し上げます。

また、趣味と実益を兼ねた活動もあった。食べられる山野草の学習（福岡・立花山、二〇〇八年）。野草料理の学習（香春町、二〇一三年）。薬草摘み（福岡朝倉、二〇一二年、二〇一三年）などである。趣味と実益と言えば、日本海側の自然に触れながら、温泉とびわ温灸体験をする取り組みも行ってきた。関門海峡や角島、青海島の自然観察をして、長門市の俵山温泉でびわ温灸の実体験をするものである。ついでに金子みすず記念館に立ち寄っての見学もあった（二〇一三年、二〇一四年）。

私たちは、ややもすれば人間も自然の一部であることを忘れがちである。都市生活の中で、仕事やその他の社会活動の中で、強いストレスにさらされ、病気に対する免疫力も低下させている。一方、自然の方も、人間による経済活動の中で環境破壊が進み、毎年何万種もの動植物が絶滅しつつある。もちろん、長い地球の歴史の中では生物の種の絶滅は繰り返されてきた。しかし、今日の人間による地球環境に対する破壊的対応は地球環境再生の限度を超えつつあるのではないか。そしてそれは人類自身にも跳ね返りつつありはしないだろうか。もっと自然との共生を大事にしたいものである。

◇えんぴつグループ

絵手紙

松尾倶子・平野耕吉

青葉の会のグループ活動のひとつに、「えんぴつグループ」があります。

太宰府のご自宅や佐賀でも教室を開いておられる、日本絵手紙協会公認講師の原茂子さんに担当していただいています。最初に言われたのが、「日本絵手紙協会のモットーは、下手でいい、下手がいい」。第一回絵手紙体験に集まった二十七名は、まず毛筆の持ち方を教わり、習字紙に筆で線や○を描く練習から始めました。それぞれが持ってきた花や季節の果物、野菜をよく見て感じたままを和紙のハガキに描き、短い言葉を添えます。

参加された方は、「私でも案外描けるんですね」と、楽しく和やかに、家族や親しい友人への便りを書くことができました。

原先生から私に届いたはがきは、紫の桔梗に添えて、「一人で苦しまなくてもいい　あなたの意志の強さとやさしさに　救われました」。絵に添えられた先生ならではの言葉にも、いただいた絵手紙のもつ力にも魅せられました。

二〇〇八年、ドイツで教鞭を執っている娘の関係で、ドイツ・デュースブルクの日本語学校や領事館で絵手紙教室を開催することができました。絵手紙はドイツの子どもたちにも大変な人気で、翌日の地元新聞には大見出しの記事が載りました。

絵手紙教室は、随時行ってきましたが、ほかに読書会や短歌・俳句を作ることも折にふれ行っています。絵を描く、文字を書くことから「えんぴつグループ」とネーミングしました。

えんぴつグループの中で「呼吸法」を習いたいという希望があり、平野耕吉先生にバトンタッチされ、月二回、調和道丹田呼吸法の時間が持たれるようになりました。

（松尾倶子）

気功教室

えんぴつグループでは、ホリスティック医学の考え方をもとに、自然治癒力を高めるワークである気功法を年間を通して続けることを活動の柱のひとつとしています。

ホリスティック医学は、特定の治療法を意味するのではなく、自然治癒力を高めるにはどうすればよいかを中心に考えています。治療者と患者の双方が持つべき哲学としてとらえたらいいでしょう。

呼吸法は、①調和道丹田呼吸法、②気功法「時空」、③楊名時太極拳の三つを組み合わせて行っています。

気功教室の目標は、帯津良一先生が提唱する「攻めの養生」を基に、丹田呼吸法で身、息、心を調え、その心を解き放していくことです。

吐く息で生命のエネルギーが高まり、心を解き放つことによりさらにその生命のエネルギーが高まると感じています。私たちが無意識に行っている呼吸を意識して行うことで呼吸法となります。特に吐く息を意識して行うことを「呼主吸従」と言います。

えんぴつグループでの自修は、調和道丹田呼吸法（調和道協会三代目会長は帯津良一先生）を基本に組み立てています。その順番は次のようになります。

身体ほぐし→緩息→三呼一吸→緩息→波浪息基本動作→緩息→波浪息長息→緩息→波浪息短息→緩息→波浪息長息→緩息→波浪息長息（呼息三息）→緩息→心空息

たとえば、基本動作は次のように行います。

①おこす→②のばす→③おとす→④まげる

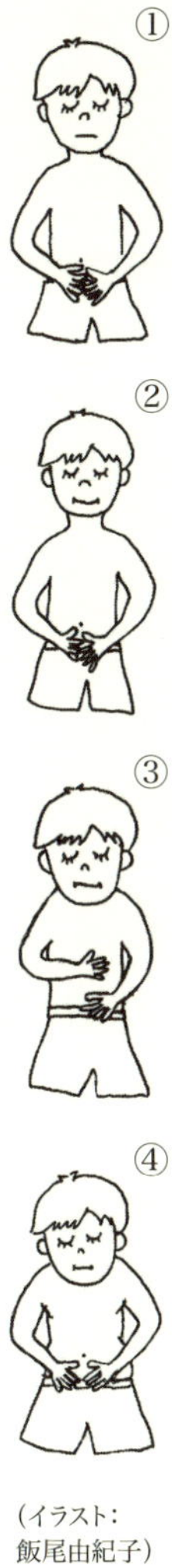

（イラスト：飯尾由紀子）

攻めの養生の一翼を担う呼吸法で、日々生命のエネルギーを高め続け、生老病死の大きなうねりを上手な手綱さばきで乗りこなし、日々ときめいていきます。死は突然訪れるものではありません。生命の故郷、虚空へ旅立つ日を自分でしっかりつかみとっていきましょう。（平野耕吉）

◆コーラスグループ

古野恂子

青葉の会の活動の一つであるコーラスグループ「グリーンリーフ」では、毎月一回、第二土曜日の午後、堅粕（かたかす）人権のまちづくり館に集まって、童謡・唱歌・抒情歌などを二時間ほど楽しく練習しています。どなたでも参加できるようによくご存じの曲を中心に練習しています。それぞれの年齢ごとにご存じの曲が分かれるところですが、新しい曲もとりいれながら幅広く選曲していこうと思っています。

練習の間は終始笑顔で、というのがモットーです。楽しく歌うといっても自分勝手に歌ったのではのどを痛めてしまいますので、発声練習は大切です。丹田を意識し腹式呼吸を使った発声の練習を毎回しています。そして、練習の成果は青葉の会の講演会などで披露しています。

グリーンリーフを通して素晴らしい方々との出会いがいくつもありました。松尾倶子代表をはじめ、病を抱えながら日々明るく過ごしておられる何人もの方々にお会いし、勇気と元気をいただいております。グリーンリーフで歌ってみたいと思われる方は一度気軽に見学にいらっしゃいませんか。お待ちしています。

会報「あおば通信」

松尾倶子

私は術後一年のころ、福島県の「がんを考えるひいらぎの会」にご縁をいただき、行事ごとに参加していました。一方で、地元福岡の身近なところで、同じがんの患者さんに会いたい、自分のがんと真正面から向き合っている方とお話をしたい、と願っていました。思いだけが先行しているなか、昇幹夫先生のお力添えをいただき、「ミニ患者塾」を立ち上げることを決断し、そのお知らせを友人・知人を通してがんの患者さんたちに送らせていただきました。

皆様こんにちは

はじめてお便り致します。

私は六年前、胃ガンを患った松尾と申します。当時はガン＝死という思い込みで、暗やみのどん底でしたが、現在はガンも小休止して健康体です。

昨年は、ガン患者またガンを克服された方一三名とともに「ホノルルマラソン」に参加、四二・一九五キロを完走することができました。

この事が新聞・テレビで流れ、いろいろな方からお電話をいただきました。

今思いおこしても、ガンの告知を受けた時はとても正常な人間とは思えないくらいとり乱し、不安とあせりの中、術後半年過ぎた時、書店で一冊の本『一人で苦しまなくてもいい』に出あいました。その後、本をまとめられた福島県在住の小形武氏とお話をする機会を得ました。

小形氏自身胃ガンを患い、高校の教師を定年を前にして辞め、健康を取り戻したのち、同じ病で苦しむ人、完治はしたものの不安を抱えている人、またその家族の方など一人でも多くの人になんらかの力になればと、八年前ガン患者の会「ひいらぎの会」を作られました。

発足当時は二、三名、現在は三六〇名の会員で、小形会長を中心に「生きがい療法」に登山を取り入れたり、一人ひとり底抜けに明るく前向きに活動しています。

福島県は私の郷里仙台に近いこともあり、早速会員にさせていただき、例会のあるときは時間の許す限り福島まで出かけています。

私はガンを患いガンのおかげで、生きている！　という当たり前のことに感謝できるようになりました。そして、同じ悩みを持つ「ひいらぎの会」の多くの仲間から、たくさんの励ましと力と勇気をいただきました。

健康になった今、これからは、私が同じような立場の人、またその家族の方に、私で出来る事を、出来る形で恩返しできたらと、はじめての集いを考えた次第です。

病を持っている方、健康な方でも、どなたでも参加いただいて、肩のこらない、楽しい語らいの場になればと思っています。お知り合いの方など誘われて、ご出席していただければ幸いです。

二〇〇三年三月二十日　　　　　　　　　　松尾倶子

つたないお誘いの便りにもかかわらず、当日は二十五人の方々が集まってくださいました。「お便りを何度も何度も読み返しました。がんの告知を受けてから気持ちの切り替えができず落ち込んでいた時の力になりました」と言われる方、便りを大事そうに持って来られ、「私もお手伝いさせてください。こういう会を待っていました」という心強い言葉をくださる方もいらっしゃって、この会をスタートさせてよかったとつくづく思いました。

このあと、すぐに次の「ミニ患者塾通信」を作ってお送りしました。その中では、四月二十九日に二度目の会を持つことをご案内し、「この会は、皆様それぞれが主役です。次回の集まりでは、今後の会の持ち方、会の名前など、皆様のお声を聞きながらすすめていきたいと思います」と書き添えました。

一番に参加を名乗り出てくださった井上克次さんは、集会の感想をまとめ、入院先のがんセンターのベッドの中で、看護師さんの目からパソコンを隠しながら、次回のミニ患者塾の案内を作ってくださいました。

今日の会を楽しみにしてこられたという方に、感想文をお願いしたところ、はじめはとても書けないと言われながら、それでも文章を寄せてくださいました。これまで自分ががん患者ということをどこか気持ちの上で認めていなかったけれど、書くことによって自分と対話ができ、また他の方の原稿を読んで参考になることがたくさんあった、と話してくださいました。

「あおば通信」の多彩な内容

「ミニ患者塾通信」は「あおば通信」に引き継がれ、現在、B５判十ページで年四回発行しています。内容の一部をご紹介します。

①新入会員の自己紹介や入会の動機

新しく会員になられた方から届いた声を随時掲載しています。たとえばこんな言葉があります。

・会の活動に参加して、チャレンジしていく勇気がでてきた。

・自分のがんを、西洋医学的にしか見ていなかったけれど、治る力を自分のからだの中に見つけていきたい。

・食事の見直しがわかりやすく書いてあったのを、参考にしている。

・他の方の体験を読んで、自分の中に取り入れていくことが見つかった。

・自分も、あおば通信に原稿を書いて、書くことによって心構えが変わってきた。

②行事やグループ活動の紹介、感想

にんじんグループの料理教室のレシピは好評で、自分で作ってみたという声をよく耳にします。

③医療の専門家の寄稿

陰に陽に青葉の会をサポートしていただいている医療専門家の方々から、それぞれの立場を生かした情報やアドバイス、提言などをお寄せいただいています。そのひとつをご紹介いたします。

元気をいただきました！

九州大学病院勤務　清水（旧姓野田）祐紀子

八月三日の第四回がん患者大集会プレイベントに参加させていただきました。ワークショップでは、「ぜひ福岡にデイホスピスの普及を！」という熱い声を聞き、是非実現させたいと思いました。

その際に、代表の松尾倶子様からあおば通信二十一号をいただき、早速読んでみると…、皆様のものすごいパワーが、紙面のあちらこちらからあふれてきます。読み終わって私も元気になりました。

私は今まで様々な痛みの治療法を勉強し、現在は緩和ケアチームの一員として、がんの痛みの治療を専門に活動しています。近年、「がん治療の早期から緩和ケアを！」という考えがひろまってきました。まだまだ十分に普及しているとはいえない状況ですが、いつでもどこでも緩和ケアが受けられるようにし、一人でも多くの患者さんの苦痛を軽くすることで、前向きに過ごしていくためのお手伝いができたら、と考えています。今後ともよろしくお願い致します。

（二〇〇八年九月、「あおば通信」二十二号）

④巻頭のことば
私が感じた身近なことを、巻頭の言葉として毎号連載させていただいています。

「黒衣(くろご)」の役割

代表　**松尾倶子**

酷暑も一段落した九月六・七日、福島「ひいらぎの会」主催の尾瀬沼トレッキング&檜枝岐(ひのえまた)歌舞伎鑑賞会に小形代表からお誘いがあり、千葉に住む姉と参加いたしました。

奥深い山あいの静まりかえった会津高原の檜枝岐は「幽玄の地」そのもので、念願の尾瀬トレッキングは天候不順のため次回になったものの、前日の夜の檜枝岐歌舞伎は目を見張るものでした。

歌舞伎の役者は全て村人で、村人によって作り村人によって守られています。毎年五月・八月・九月の第一土曜日の三日間のみの開催ですが、二六〇年余り続く村の伝統行事として受け継がれています。この日は雨が降ったりやんだり、私たちは雨具の身支度をし、歌舞伎通りの灯籠に灯りがともるころ舞殿へ向かいました。開演三〇分前にもかかわらず人、人、人。すでに千名近い人で、この小さな温泉宿のどこから集まってきたのか……。

幕開けの最初に演じられる「寿式三番叟」そして演目「鎌倉三代記・三浦別れの段」。許婚、時姫が夫、三浦之助の敵の大将、北条時政の娘であったことから、夫の「誠、三浦之助の妻ならば父、時政を殺せ」との命令に夫につくか、親につくか、最後に時姫は、父、時政を討ってみせると言い切る。舞台狭しと演じる役者もさることながら、役者の陰で衣装の早変わりを助けたり、小道具を受けたり、手放したりする「黒衣」の役割、この早わざに、舞台前中央で見ていた私は釘付けでした。

ここ何年間、相談の電話のメインが、「主治医がはっきりしたことを言ってくれない」「いいということはあれもした、これもした、けれど体調が……」。歌舞伎の役者ではないけれど、患者にとっての本当の「黒衣」の役は自分自身です。順調に快復しているときは、身近な人の「黒衣」の陰の力を忘れ、体調が思うとおりいかなくなると、一変、主治医を責め、高額なサプリの効き目のなさにあたる。

今、自分にとって何が必要か、あれもした、これもしたという結果ではなく、これで行く！という自分のやり方を摑みとり、継続させること。

優雅な中に初志貫徹の時姫は、雨空をも一瞬にして、星の夜空に変えてしまいました。（後略）

（二〇〇八年九月、「あおば通信」二十二号）

そのほか、毎月の行事予定、他団体の講演・催しのお知らせなども掲載しています。

札幌からの電話

青葉の会には、がんの相談や入会を希望される方から、よく電話がかかってきます。初めてお話しさせていただくときは、会の成り立ちや活動などを説明し、納得されて入会となるのですが、あるときお聞きすると、札幌から電話していますとのこと。青葉の会は福岡で誕生した小さな患者会ですよと説明しても、「どうしても会員になりたいんです」とおっしゃいます。

「どこで青葉の会を知りましたか」と尋ねたところ、こう話されました。——札幌で開かれた講演会で、講師の先生が「福岡には、バカの上にバカがつく大バカがいて、自分のがんをほっといて、他人のがんの世話ばかりしている。それは青葉の会という患者会で、そこで出している『あおば通信』は内容が濃い。自分も頼まれもしないのに原稿を書いている。この通信は日本一だ」。

そこでぜひ入会したいと言われ、「あおば通信」を読んでいただく読者会員として入会していただきました。歩く広告塔を買って出てくださっている新潟の安保徹先生に恥じないように、編集委員一同がんばっていきたいと思っています。

第5章

私はこんなふうにがんを克服した

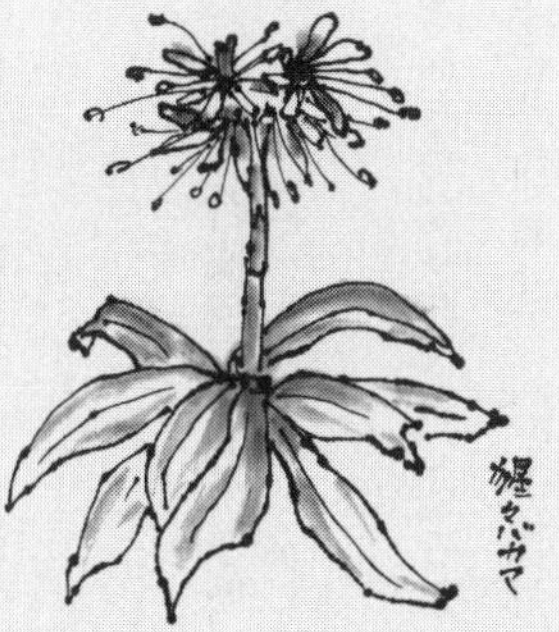

一本の電話

若狭信之（七十九歳）

一九八一年八月、上顎洞腫瘍（がん）という難病とわかりました。それもかなり進行していると知らされ、緊急入院～即手術と宣告されたのです。手術の説明内容でも驚かされました。「左眼球摘出・左全上顎摘出、もちろん歯茎も歯も摘出します！」また、この処置をしなければ貴方の余命は三カ月です。「手術の成功率は五〇％」とも言われました。

病気との闘いが始まり、術後の入院生活も大変でした。声が出ず話ができないのです。このときが私の最大のピンチでした。最悪のことも頭をよぎりました。当時、同じ闘病生活をしていた仲間が次々と亡くなっていったのです。明日はわが身と気持ちは沈むばかりでした。

退院後の社会復帰はできるのか？　食事は？　会話は？　隻眼のハンディーは？　どう克服したらいいのだろうか。これからどうして生きていけばいいのだろうか。いっそこのまま……。特に一カ月後に退院を控えたころは、崖っぷちに立たされたような、悶々とした日々が続いていました。

いよいよ退院まで二週間を迎えた日でした。独りベッドで思考の定まらない頭でボーッとしていると、「若狭さん、電話ですよ。すぐ来てください」。気持ちが落ち込んでいて、ナースセンターまでの足取りも重く、ゆっくり歩いて行きました。

「おい！　頑張っているかい」。電話の声は思いもかけなかった社長のものでした。

「退院したらすぐに会社へ復帰してくれよ！　社員全員、君の元気な姿を待ち望んでいるんだよ！　頑張れよ」

思いもかけない言葉でした。将来の人生なんて考えも及ばない、「明日のこと」さえ思い描けなかった私の心に、力強い社長の声が繰り返し繰り返し木霊（こだま）のように響いていました。

切れた受話器を耳に当てたまま、感激のあまりボーっと立ちつくして、隻眼からあふれてくる涙を拭うこともできず、包帯の顔は涙でクシャクシャでした。そんな私を心配そうに見ているナースセンターの人たちにも気がつかず、真っ白になった私の脳裏には、涙で歪んで見える社長の面影が揺らいでいました。打ちひしがれ「刀折れ矢尽きた心」にポァーッと暖かい灯火が宿った瞬間でした。

「若狭さん、いったいどうしたんですか？　涙で顔がクシャクシャですよ……」

今、社長から会社へ復帰してくれとお話しいただいたこと、実は明日からどうして生きていこうかと考えていたことを告げると、センター内にナースさんたちの大きな拍手が響き渡りました。みんなも心配してくれていたのでしょう。またまた涙が止まらなくなりました。

この一本の電話が私の人生を支えてくれたことに、いまさらながら感謝と感動を覚えます。生きる勇気と希望をいただきました。たかが一本の電話ですが、それが時には「人の人生をも変える大きなターニングポイント」になることを知りました。リハビリと通院を続けながら仕事のできる環境に感謝しつつ会社を定年まで勤めあげることができたのは、社長はじめ社員の皆さんの温かい応援と、家庭で口を開ける訓練に陰ながら力を貸してくれた「かみさん」や病院の先生のおかげでした。

退職後、福岡での生活に入り、ここでも素晴らしい先生との出逢いが待っていました。私は、この病気をただ「がん」として受け止めるだけでなく、自分にとっての「本当の人生と友人」をもらったと思っています。

私は二〇一四年八月、最愛のパートナーを亡くしました。心の中を風が通り抜けているような日々を過ごしていました。

家の中を整理していると「あおば通信」四十五号が目にとまりました。松尾代表の「小さな気づきは足もとから」という巻頭文です。

日の暮れかかった花冷えのする四月のある日、頻繁に車が行きかう反対側の歩道で、土もないコンクリートのすき間から、しっかりと花を咲かせている「すみれ」の花を見つけました。

一輪、二輪、紫色のあまりにも可憐さにいっとき道路に座り込み、「よくがんばって咲いたねえ

〜」と語りかけてしまいました。

いつも通る道、目的地に向かうため時間に追われ、木々のみどりに目をむける、ましてや足もとなど見る余裕がない自分。目的を果たす、ただそのことだけしか頭になかった自分に、「すみれ」は今まで見えなかったものを、見えるようにと教えてくれた貴重な存在になりました。


この文章を何回も、何回も読み直しました。

がん患者は、きびしい環境の中で、懸命に生きようとしていますが、それが余裕のない生活になっています。小さな変化にも気づかず、まわりが見えてこないものです。

「過去は振り向かないで、前向きに生きなさい。ときに、足元の花からも応援メッセージを感じとる余裕があれば、強く生きていける希望も見えてくる」とのメッセージだと感じました。

青葉の会の松尾倶子代表には、上顎がんの笑顔の会で、いろいろありがたいアドバイスもいただいています。いま、ゆっくりですが、仲間と助けあいながら、前に向かって再び歩みはじめました。

眠っているチカラ

黒瀬敏雄（六十六歳）

毎年元旦には、博多区にある住吉神社に初詣に行きます。手には松葉杖が必要ですが、「今年も来られました。ありがとうございます。また一年よろしくお願いします」と感謝の気持ちを伝えています。

十二年前、保健所の定期検診で「喘息ぎみ」といわれ、検査入院しました。そこで腎臓がんがエコー検査で見つかったのです。自覚症状はなかったのですが、心筋梗塞（しんきんこうそく）もみつかりました。がんに対する知識も考えもまるでないまま、手術で左の腎臓を切除しました。心筋梗塞はバイパス手術ということになりました。

二年後にはがんは大腿骨に転移、七時間もの手術で「チタン製の骨」になってしまいました。その後、つないだ部分が骨折し再手術・再々手術となり、いま右足は腰から膝の関節まで長さ二十五センチのチタンが入っています。

青葉の会との出会いは、二〇一一年十月でした。西日本新聞の地域の情報欄にのった青葉の会についての紹介記事で、がん患者会が「一泊セミナー」を開催するというものです。小さな囲み記事でしたが、「がん」の文字が勝手に目に飛び込んできたのです。

退院後は、他人とがんの話をすることも、聞くことも少なく過ごし、一人ぼちぼち自己流の対応を行っていました。「一泊セミナー」は家から車で三十分のところにある篠栗町が会場です。第七回目という「一泊セミナー」から何か得るものがあるのではないかと思い、すぐに参加予約をしました。

松尾倶子代表はじめ、がん患者の先輩方、先生方から受けた教えで情報量が増えた分、それをどのように自分で考え、活かしていくのか、躊躇しないで思い切って決断することも必要でしょう。辛くても「希望」が見えるものなら、続ける。でもやってみて、自分に合わないと思ったら、キッパリあきらめることも必要です。日々のからだの小さな変化を見つめるようになりました。

青葉の会の「あわてない　あせらない　あきらめない！　希望が持てます　愉しみながら克服しませんか！」というスローガンは非常に気に入っています。

二〇一四年には、肺活量が少なくなり、息を吸っても吸った感じがせず、常に息苦しい。間質性肺炎と診断され、現在治療中です。

連続して病に侵され、病院と仲良くなり過ぎてしまいましたが、今の状況を「大変だ！」とは思っていません。むやみに深刻にならない、悩まないと決めています。恐れないこと。絶対に治る、あせることはないと単純に考えるようにしています。病院へ行くときは、自分の感覚を頼りに診察科を選んでいます。結果的に正解だったりするものです。

病気をまるごと受け入れる、「ホリスティック」的な考え方で、まだ生かされている、まだ私の身体の中に眠っている、自然治癒力というチカラを引き出せるのではとの思いが浸透しています。代替療法として教わったびわ温灸は続けていますが、食事はストレスにならない程度に好きなものを普通にとっています。

病もそうですが、日常生活のなかでも、できる範囲を広げていくことは大切です。青葉の会の会員のみなさんと知り合って、荷物の運搬のときの運転手をかってでています。不自由なからだにはなりましたが、なにか少しでもお役に立てたらとの気持ちからです。同乗されるかたの肝を冷やさないようにします。大丈夫、まだ私も長生きしたいのです。どうぞ、今後ともよろしくお願いいたします。

わたしのがんは私が治す

相部美由紀（五十二歳）

私は二〇〇八年、卵巣がんⅣ期が見つかりました。手術・抗がん剤による治療が終わり、職場に復帰して二カ月後、リンパ節が腫れてきて、再発していることがわかりました。そこでふたたび手術をするために入院しました。

母の助言で患者会に入ることを決めて、自分で青葉の会を見つけました。松尾倶子代表との電話で、真っ暗闇の私の心に明るい光がさしてきたので、入会を決めました。そのとき、数日後の樋口強さんの落語講演会（他団体が主催）でお会いしましょう、とお誘いがありました。

そこで私は外出許可をもらって「樋口強落語講演会」に参加しました。行く前はいのちの危機に直面して不安がいっぱいでたまりませんでしたが、落語で思い切り笑って元気になり、講演会はがんを生き抜く知恵に満ちていて、たくさんの勇気をいただきました。

会が終了したあと、松尾代表に連れられて楽屋に行き、樋口さんに直接励ましていただき、天にも昇るようなうれしさでした。私は大満足で会場をあとにして、鼻歌まじりで満面の笑みを浮かべながら病院に帰ろうと歩いていたら、私の前でタクシーが急ブレーキをふんでUターンしてとまりました。「いまから樋口さんを囲んで夕食会をするので、よかったらごいっしょしませんか？」車から降りてきた松尾代表が声をかけてくれました。私は五時までには帰らないといけないからと断ろうとしましたが、「大丈夫、大丈夫、電話すればいいから」。いつのまにか樋口さんと代表にはさまれ、タクシーにのっていました。

居酒屋での夕食会は、ジョークやなぞかけも飛び出し、笑いがあふれ、わきあいあいとしていました。私は再発を知って以来初めて心の底から笑っていました。楽しい時間はあっという間で、看護師さんに延長してもらった時間が近づいてきました。樋口さんは、「あなたが明るい顔をして帰ってきたときにいちばん喜んでくれるのは看護師さんなんだよ。あなたがもう少しここにいたいと思ったら、もう一回電話すればいいんだ。きっとわかってくれるよ」。私は勇気を出して二度目の電話をしました。看護師さんはあっさりとOKを出してくれました。

また会話が弾み、最後の別れのとき、一人一人が私に励ましの言葉をかけてくださいました。樋口さんは、握手しながらひとこと、「再発なんか、みんなしてるんだよ」とおっしゃいました。これまで自分だけが再発して、自分だけがこの世から去っていくんだ、孤独感、絶望感などでいっぱいだったのですが、その言葉で、「みんな乗り越えてこられたんだ。私ひとりきりではないんだ」と確信しました。それ以来、一人ではないという気持ちを実感して、前向きになりました。

病棟に帰り着いたのは、消灯前で、てれくさそうな表情の私を看護師さんは笑顔で暖かく迎えてくれました。出発前は蚊の鳴くような小さな声でしゃべって、下を向いて不安そうにしていた私が、帰ってきたときは胸を張って大股で歩いて、快活に笑っている。それをとっても喜んでくれているのが、その表情からよくわかりました。

青葉の会に入会して気持ちが安定し、それから積極的に自助療法・セルフ治療に取り組むようになりました。がんになっても生き抜きたい、元気になりたい、病気に負けない。気持ちの強い会員さんとの交流を通して「食はいのち」ということに気づき、玄米を中心とした自然食、手作りにんじんジュースを続けています。私の手はまっ黄色になっています。びわ温灸や丹田呼吸法も会を通して教えていただいて、「自分の体は自分でいやす」、ぼちぼちマイペースで養生を続けることができています。この四、五年は何事もなく経過、いま普通に勤務ができていることに感謝しています。

想像もしなかったドラマ

久江和代（六十八歳）

がんの告知

人生は物語であるとよく言います。私の物語は、二〇一一年十月十三日に「直腸がん」と診断されたとき、それまでとは大きく異なる方向へ展開することになりました。

医療の現場で看護師として四十年、温もりのある看護を理念としてやってきた私は、その知識や経験で皆さまのお役に立てるならという思いで、協力会員として青葉の会に入会しました。それから一年半ほど経ち、会員の方々の治療の相談や不安の解消のため、お話を伺いながらアドバイスをさせていただいていた矢先、私自身ががんの告知を受けたのです。

そこからは想像もしなかったドラマが次々と展開していきました。精密検査を受けたところ、腸管の内側にがん細胞が潜っており、ふつう大豆大のリンパ節は何と二センチくらいに腫れていたのです。「進行性」と診断され、私はことの重大さに改めて目を覚まさせられました。

現在日本での三大標準治療とされている手術・抗がん剤・放射線、この三つの治療を、私はすべて受けました。まずは抗がん剤。しかし、強い副作用が生じて中止となり、その後、放射線照射と新たな抗がん剤を組み合わせた治療を一カ月、これも辛い副作用がありましたが、何とか乗り切りました。

放射線治療後は、手術までの体力作りを第一に努めました。青葉の会会員数名で出かけた英彦山散策では、自然のあるがままの姿に「生きる力」を感じ取ることができ、まるでがんが消滅したかのように心洗われたものです。

次々とやってくる困難

がんの診断を受けて半年後、やっと手術となりました。

まったく予期せぬ副作用に遭遇したのは、術後一日経って観察室から出た日のことでした。背中から頸まで、からだがコンクリートで固められたような状態で身動きができなくなったのです。それでいて意識ははっきりとしています。自分の身に「何か」が起こっていることだけはわかるけれども原因も対処法もわからず、不安な二日間を過ごしました。結局それは、麻酔薬といっしょに使用した制吐剤の副作用で、大変まれなこと、特異体質（?）の私だからこその副作用だったようです。

その後、右足の不全麻痺に対して約一カ月間のリハビリを頑張り、退院に向けての準備をしていた矢先、今度は高熱が出るようになり、CTを撮って判明したのが、縫合不全。縫い合わせた腸がうまくつながらずに完全に離れてしまっており、再手術が必要だと主治医から告げられました。

このとき初めて、自分を見失うほど号泣してしまいました。しかしすぐに、不安でいっぱいになり悲嘆した自分が虚しく思えてきて、このような気持ちでは治るわけがないと思い返し、たとえ崖っぷちに立たされても「自分のからだは自分で守り抜くしかない」と決心。すぐに再手術を受けました。

結局、二週間ほどの入院予定が二カ月半余りとなりました。足の動きはまだまだでしたが、娘が理学療法士に教えてもらった施術を、仕事のかたわら毎日やってくれました。

病気をしてから、生活を見直しました。まずは食。調味料を自然なものに替え、無農薬の野菜に毎朝の人参ジュース、分づき米に雑穀、アマニ油やびわの種、ゴマなどを積極的に摂るようにしました。食以外ではびわ温灸や呼吸法、漢方薬、リハビリの一部に東洋医学を取り入れるなど、からだによいとされることを民間療法も交えて生活の一部としています。

西洋医学に携わってきた私でしたが、自分自身が病気をしたことで、自然治癒力を高めることの必要性を感じるようになり、これも苦しみの中から這い上がる手段だったのだと思います。

その後手術から一年ほど経った頃、骨盤内に再発が見つかり、手術不能、抗がん剤も副作用が強いため難しく、残された治療法は、先進医療である重粒子線治療でした。医師との相談を重ね、熟考したうえで、納得して治療に取り組むことができました。治療ができることの喜びが、私の心のときめきとなり、それによって私自身の免疫力を高めることにもつながったのではないかと思います。

そして私のドラマはまだまだ現在も続いています。

ありのままの自分を支えられて

これまで何度となく目の前に立ちはだかる壁を乗り越えてきましたが、それは「強さ」ゆえではなく、迷いながらも「何か」を選び前に進んだ結果というだけのような気がします。ありがたいことに私には、医師や友人など多くの人との絆があり、ありのままの自分を周りから支えられて今日があることに感謝する日々です。また、精いっぱい生きること、気持ちをうまく切り替えていくことの大切さを学びました。

私は若い頃からある目標を持っていました。それは、好きな書道を皆さんと楽しく学び合うことです。四十代半ばより書道教室に毎週通い、学びを深めていました。がんの告知から数年経ち、再発の度にその夢を諦めることを考えていましたが、私の師匠である白井琇華先生のお力添えで、教室開設に至りました。奥の深い書の魅力を探究することは、生きることに等しいとさえ思っているこのごろです。

丹田呼吸法とのかかわり

岡田隆典（七十五歳）

目が覚めたとき、意識朦朧（もうろう）としている中で何か水の流れるような音が聞こえる。手足は固定されているようで自由は効かない。しばらくして目をうっすらと開けてみると、ベッドに寝かされていてまわりは白いホースのカーテンに囲まれている。水の音はホースから流れているようだ。幻か？　手術が終わったらしいと思いだした。

徐々に麻酔から覚めてゆく途中だと思ったが、少し息苦しい。マスクが半分はずされている状態なので辛抱していればよくなるはず。しかし、息のことを考え出したら苦しさが増してきた。気が付くと口呼吸で喘いでいた。このときふと、半年前から月二回通っている丹田呼吸法を思い出した。

体は動かないがイメージはできるので、緩息（かんそく）をやってみた。

1　鼻呼吸で大きく吸いながら背筋を伸ばす。
2　ゆっくり息を吐きながら肩の力を抜く。
3　また吸って背筋を伸ばす。

4　ゆっくり息を吐きながら肩の力を抜いて背筋から骨盤まで気を落としてゆく。

この動作をイメージだけで繰り返してみた。

すると息苦しさが取れてきたので、繰り返し、繰り返し行った。だいぶ余裕も出たので、他の丹田呼吸の動作も加えて、ほかにすることもないので丹田呼吸ばかりしていた。

術後の経過は順調で、翌日昼には歩いて病室に戻ることができた。

ここ四年間で四回も開腹手術を経験しているが、いちばん楽な経過だったと思う。手術の跡は当然痛いはずだが、二、三日後には朝六時半のテレビ体操に参加したし、ふつう出るはずのタンの詰まりもなく、気分の悪さや頭痛もない。手術から九日目に退院した。丹田呼吸の効果を体験したという実感があった。手術後の過酷な条件のもとで、効果がはっきりと認識できたのではないかと思う。

四年前七十一歳の秋、突然直腸がんに襲われた。すでに一〇センチに達しており、直腸から下を切り落とし、永久人工肛門しか選択肢はなかった。診断の結果ステージⅣを宣告された。手術後半年で肝臓に転移し、切開したが、また半年で肝転移二度目、これも切り取ってもうお終いと思っていたら一年半でまた肝転移した。四センチ弱だったのが二カ月で一センチ成長ペースで、四カ月で八センチまで進行した。

三度目の肝転移の段階で、病院から「次の手術はリスクが大きくてできない。抗がん剤も大腸がんの定番のものを使い果たし、分子標的薬も使って、手は尽くした」と言われ、セカンドオピニオンに九大病院を紹介された。転院して最新の抗がん剤治療を主に治療することになったが、この段階で、医者任せでなく、自分の意思でこれからの生き方を考えながら治療と生活を決めていく方針を固めた。

　情報を収集していく中で青葉の会の存在を知り、特定の治療法に偏らず「がんを学ぶ」ところに注目して入会させてもらった。青葉の会では、とくに帯津良一先生の気功談義が面白く、湯布院の養生塾から出張してくれている平野耕吉講師の「気功教室」に参加して丹田呼吸を経験することになった。

　その後、九大病院でリスクも計算の上、手術をしてくれることになり、それが前述の手術である。

　運よく手術は成功し、術後も順調で、肝臓機能も回復してきたが、今度は肺転移になり、気泡のように肺全面に広がったので手術不能になった。最新の抗がん剤でも止められず、延命効果しか得られない上に、副作用は確実に身体に新たな変調をもたらすので使用を止めて、自己治癒力に頼ることにした。

　丹田呼吸の効果を体験した今は、朝六時半のテレビ体操のあと、十分ほど丹田呼吸を取り入れている。また散歩、水泳、山歩き、読書、パソコン競馬など毎日を楽しく充実させ、夕食には晩酌、帯津流「最後の晩餐」を楽しんでいる。

毎日が楽しい

岡田美津代（五十五歳）

二〇一二年のクリスマスに受けた人間ドックで「乳がん」が疑われました。検査が進むにつれ、がんを言い渡されると確信しました。

すぐに図書館・書店・ネットで治療法を探し始めました。情報はあまりに多く、標準治療はもとより、先進医療・民間医療・患者のブログ・健康食品から怪しい精神論まであふれていました。「これを飲んで治りました」の文字には心が吸い込まれそうになります。また、勉強するほどにがんは難しい病気であることを再認識します。とにかく、自分が選ぶのは科学的な根拠のある治療法であること、専門医の経験の豊富さ、病院の治療成績、それらを比較してベストの選択をしなければいけない。詰め込みのがん勉強と、進んでいく検査で三週間が経った頃、ついに確定診断の言い渡される日が来ました。

当日は六十六項目の質問事項をワープロで準備し、医師の言葉を素早く書き留められるよう、回答はチェックリスト形式で用意しました。はたして確定診断はなされ、それまで元気印と呼ばれていた私は、その日からがん患者になりました。夫の転勤に伴い初めての土地に来て四カ月目、知り合いもなく、地理も分からない土地でのがん宣告でした。手術日の候補も告げられましたが、とりあえずセカンド・サードオピニオンを取りたいこと、手術は入れないで待ってほしいとお願いしました。

これまで、長生きしすぎたらどうしよう、という心配はあっても、がんでいきなり人生にカーテンが下ろされようとは、まったく想定外でした。「人生には三つの坂がある。上り坂、下り坂、そしてマサカ」といいますが、そのマサカの落とし穴がここにありました。

最終的には標準治療を離れ、X線のピンポイント照射を選びました。がん治療に完全はなく、先進医療にもデメリットはあります。治療法の選択は残りの人生の生き方、あるいは旅立ち方を選ぶことだと思いました。

治療を終えたら今度は再発転移の不安から、「がん」の文字やテレビから聞こえる「がん」という音に過敏に反応してしまいます。どこかにつながっていないと孤独感が募ります。そんな中、「青葉の会設立十周年感謝の集い」のチラシを手にし、体験発表者のプロフィールに目が釘付けになりました。余命宣告を受けながらも、自助療法で長期生存されている方々の話が聞ける。これは何としても聞きたい！　長崎から福岡の会場を目指しました。

当日、壇上の松尾倶子代表のパワフルさ、体験発表者の発言に心を奪われました。青葉の会には他の会では見たことのない自信と強さ、ネットワークの広さがありました。

　自分らしく生きていきたい。病気を理由に後ろ向きになりたくない。何より怯えずに暮らしたいと望んでいた私は、多くの先輩と出会い、食事方法、自助療法、心の持ち方、がんとの付き合い方や治し方を学ばせていただきました。

　また、がんを人生のリセットと考え、「残りの命は半年」のつもりで人生の総括をすることにしました。友人知人を訪ねる行脚に出て、これまでのお礼とお別れを伝えました。長い間言えずにいた「ごめん」も、人生のお尻が数カ月と思えば、素直に言い出せるものでした。この行脚で人間関係に心残りがなくなったので、次は余命を一年長くして、いつか行きたいと夢見た場所や、挑戦したかったことを実行することにしました。

　自分で定めた余命二年も過ぎ、思い出作りもほぼ完成、がんを知って早や三年目に入りました。命の長さでなく、今日この一日を明るく楽しく感謝しながら生き切ればいい、今はそう考えています。

　再スタートの会社勤務で、自分の半分の年齢の先輩から指導を受けながら、仕事を通じて社会とつながっています。人と会話すること、新しい技術を覚えること、すべてが嬉しく楽しいと感じます。

　自分が前向きになれれば、何気ない一日にも生きている喜びや感動を感じることができます。毎日が輝くものになります。がんになったのは残念だったけれど、私は毎日が楽しい！

悩むことは命を短くすること

藤本倫子（九十二歳）

私は九十二歳を迎えました。がんとは五十代、七十代、九十代とお付き合いしてきました。子宮・胃・大腸・舌・胆嚢・結腸がんと患いましたが、手術などでそのがんを克服したとき、大変すがすがしい気分を味わっています。

二〇一三年、九十代でがんが分かりました。その手術をするときにS状結腸がんがなぜ起きたのか気づきませんでした。それまでずっと左足が痛かったのです。右足も左足も動いているのに、左足だけが痛かったのです。その原因をがんが教えてくれました。それまでは、足が痛いと言いながら仕事をしていました。

実は左の腸は、一九七三年に盲腸炎の手術をやりましたが、その手際が悪かったようで、腸がはみだしてしまって、四十年間そのままにして、腸が出てきたらその度に押し込んで過ごしてきました。ところが今回、そのままだと、腸閉塞・腸捻転で命をおとす可能性があると言われましたので、手術で処置をしました。

「がんが左足のリンパ腺に癒着しているので、年齢的にも難しい手術でどうしますか」と言われました。私は「もうこの歳で悔いはありませんし、将来のため手術してください」と申しました。試験の材料でもよいからやってほしいとお願いしました。八時間の予定の手術は四時間で終わりました。いつも年齢のことを言われますが、年齢とどんな関係があるのでしょう。耐えられる体力があることを検査して手術を受けたのです。

大腸・胆嚢・胃のポリープ手術、その前に五十代にがんで子宮も取って、全部済んだつもりでいたのですが、S状結腸がんだけ残っていたのです。十三年間も全然転移していませんでした。それを足が教えてくれまして、足が動かなくなってしまい、これは最後のがんを処置しなさいということと思いました。その結果きれいに治りました。

がんの素地はほとんどの人が持っていますし、がんは怖い病気ではありません。私は九十歳になって、足を骨折してしまいましたが、手術後は「しっかりしてよ」と自分の足をたたきながら、なるべく杖を使わないようにして歩いています。一人で歩けますし、五十年間、自分で車の運転もしました。

人間は何歳になっても、いただいた命は、お返しするときが来るまでなくなりません。途中で元気をなくして悩むことは自分で命を短くしているのです。人間は百二十五歳までは命をいただいていると思います。みなさん、明るい気持ちを持って頑張ってください。

長生きするためには、信念をもって真剣に生きることが大切です。自分を甘えさせてはいけません。自分の体を酷使するのです。

私は一人で生きてきました。私の青春時代は戦争中で楽しい時代ではありませんでした。それでも、私は自分の家族・両親・兄弟のために一生懸命やってきました。ちゃんと神仏は見ていてくれて、おかげでいただいたのは健康でした。

七十歳になって環境問題に関心を持ち、生ごみの研究に取り組みました。生ごみを醗酵させて二十三種もの酵素が含まれた物体をつくったのです。生ごみは植物の肥料となり、また悪臭を解決したりと、そのリサイクルの威力は大きく、環境カウンセラーとして自然環境保護や子どもたちへの環境教育のために全国を飛び回っています。このことにより、八十八歳のとき、環境大臣より表彰を受けました。個人で受けるのは初めてのことだそうです。「藤本倫子環境保全活動助成基金」も設立されています。

私はがんを何度も克服して、今もなお元気にしております。どんなひどい病気でも自分を落ち込ませないで、いつも前向きで頑張ってください。私も今後またどこにがんができるか分かりませんが、どうぞお手本にしてがんに負けないでください。

第6章

他の団体との交流

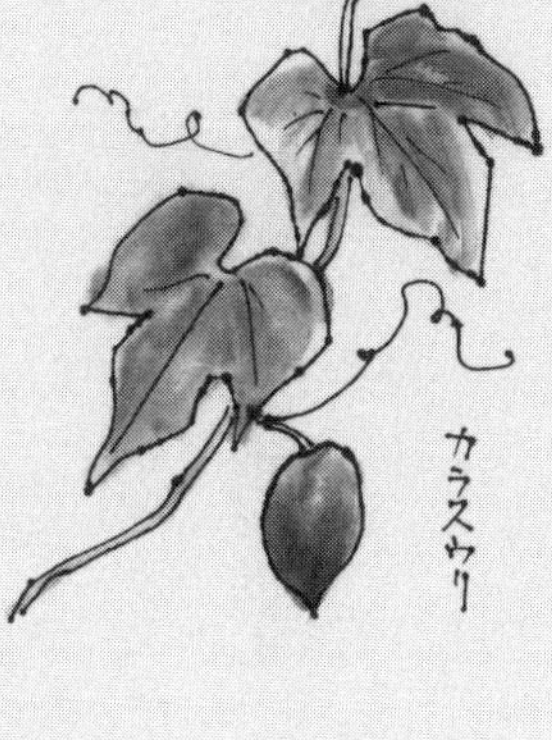

ひいらぎの会から青葉の会へ

ひいらぎの会　**小形俊子**

生きがいを持つこと

一九九一年三月、夫は胃の手術を受けました。手術前の説明は胃潰瘍（いかいよう）だったのですが、退院する二日前に「進行性胃がん」との告知を受け、「がんの恐怖に負けないためには患者同士の励まし合いが不可欠」と悟った夫は、一九九四年二月に、「ひいらぎの会」を設立しました。

松尾倶子さんが、ひいらぎの会に入会したのは、一九九八年九月頃でした。

私はこの年の十月に肺がんを罹患し、手術をしており、松尾さんと会ったのは翌年のひいらぎの会の総会のときだったと思います。「とても清楚で美しい方。この方ががん？」と思ったことを記憶しています。入会後は、遠い九州から会の行事に参加されていました。そして二〇〇〇年八月に「がん克服日米合同富士登山」にひいらぎの会が挑戦することになります。

ひいらぎの会では登山行事を行っているのですが、よく「がん患者がどうして登山なのか？」と尋ねられます。がん患者は安静が必要という、誤った社会常識からきていると思われます。

ハイキングに始まり、しだいに高山へと移行したトレーニングは、月一回福島の山を中心に訓練登山が行われました。松尾さんは毎回福岡から飛行機・電車を乗り継いで必ず参加されました。阿武隈山系の日山（ひやま）、花塚山や安達太良山（あだたら）、吾妻山、宮城県の蔵王山、栗駒山等と登った中で、松尾さんは次第に体調を取り戻していったのではないかと思います。

私が印象に残っているのは、二〇〇〇年三月に日山に登ったとき、雪景色の中、霧氷がたちこめる幻想的な光景に感動しながら、一緒に歩いたこと。四月には花塚山という低山に登った帰り、里に降りてきたとき、野原いっぱいのたんぽぽや名前も知らない小さな花が咲き乱れ、きれいな沢の水にセリを見つけ、無我夢中で摘んだこと。みんなと離れてしまった松尾さん、主人と私は腰を下ろして、いろんな話をしたことなど思い出はつきません。

日米合同富士登山は、ひいらぎの会からの参加者三十七名全員が登頂に成功しました。これは、まさしく富士登山という生きる目標（生きがい）ができ、その目的に向かって鍛錬した賜物でしょう。みんなで感動の涙を流しました。

二〇〇三年、松尾さんは「ひいらぎの会」福岡支部を立ち上げました。一年後に「がんを学ぶ青葉の会」になりましたが、会の代表として、忙しく活動している様子に私は感動しております。

わがひいらぎの会代表の小形武は二〇一〇年十月、二度目のがんである膵がんに罹患し、わずか四カ月の闘病の末、二〇一一年二月二十二日、あの東日本大震災の二週間前に旅立ってしまいました。

亡くなる三日前でした。大きな旅行バッグを引いて松尾さんが姿を見せたとき、私はびっくりしました。見舞いに来てくれたのです。それまで誰とも会おうとしなかった主人は、松尾さんの顔を見たとき涙を流しながら、よく来てくれたと言って喜んでいました。しかし体調が悪く、あまり話ができませんでした。お忙しいのに遠くからわざわざ来てくれて本当にありがたかったです。その後も毎年命日には姿を見せ、仏前に手を合わせてくれるのです。

ひいらぎの会は、世話人の方々に受け継がれて今も活動しています。

松尾さんは本当に生命力があり、やさしく頼りがいのある方、あの東日本大震災のあとも、ボランティアとして今も熱心に活動され、何回も福島・宮城に来られて、本当に素晴らしい方だと思っています。これからは身体に気をつけて会のためますます活躍されますよう遠くから心よりお祈りしております。

がん闘病者のための五つの教訓

最後に、小形武が残したがん闘病者のための五つの教訓をご紹介いたしましょう。

十六年間の闘病体験と、十三年間の患者会活動を通して私自身が得た教訓が五つあります。

一つめは「適度な運動をすること」です。「動く水は腐らず」や「回る独楽は倒れず」と言われるように、人間にとって運動は健康維持、がん再発・予防上大切です。これは医学的にも根拠があります。

二つめは「食事を改善すること」です。「これを食べればがんが消える」といったような情報が巷にあふれ、なかにはいい加減なものがあり、注意を要します。がんと食生活は深い関係があり、生活習慣病の範疇の病と言われています。

三つめは「生きがいを持つこと」です。

四つめは「ストレスをためないこと」です。複雑な社会生活のなかでストレス回避は困難ですが、精神神経免疫学的に大切です。

そして、最後は「常にプラス思考で強い気力を持つ」ことです。

（二〇〇七年六月　がんを考えるひいらぎの会代表　小形武）

堅い絆となって——青葉の会といずみの会

NPO法人「いずみの会」代表　**中尾守正**

名古屋市に拠点を置くがんの患者会「いずみの会」も、本年三月、発足以来二十五周年を迎えました。発足三年目の一九九二年から二〇一一年四月に突然（ピンピンコロリで）八十歳で亡くなられるまで、十九年間、本会の会長を務められた故中山武氏がこの間に出版された四冊の本は、今も、数多くの全国のがん患者にとって、「がんがあっても生き抜くための知識と知恵の宝庫」となっています。

故中山武会長が著した、二〇〇四年の『論より証拠のガン克服術——長期生存者の会が教えるガン体質改善法』、二〇〇七年の『ガン　絶望から復活した十五人——こうしてガンの進行・再発を防いだ！』、二〇〇九年の『ガンがゆっくり消えていく——再発・転移を防ぐ十七の戦略』、そして二〇一〇年の『論より証拠！ガンをなおす「いずみの会式玄米菜食」』の出版と、二十五年の間、隔月で開催し続けてきた一五〇回余の定例講演会と一五〇号余りに及ぶ会報「いずみ」の発行を通じて、本会は、「がんは自分の生活の誤りが原因でできたものだから、生活を正すことで自分で治せる」というメッセージを全国に発信し続けてきました。

とりわけ『ガンがゆっくり消えていく』の目次にもなっている「再発、転移を防ぐ十七の戦略」こそ、がんがあっても、自分がこの人生で為すべきことを成し遂げるために何が何でも生き抜いてやる！と決意しているすべてのがん患者が座右の銘とする価値のあるスローガンだと考えます。

①がんの常識を捨てる。
②がんになった原因に気づく。
③心の絶大な治癒力を知る。
④がん性格を変える。
⑤玄米菜食を徹底する。
⑥自分に合ったメニューにする。
⑦体を冷やさない。
⑧よく眠り、規則正しく暮らす。
⑨お金をかけずに治癒をめざす。
⑩散歩をする。
⑪あせらずに続ける。
⑫家族は全面的に協力する。
⑬三大療法にすがらない。
⑭最先端治療もあてにしない。

⑮五年生存率も余命宣告も信じない。
⑯ひきこもらない。
⑰先輩の話を素直に聞く。

ただし、これらはいずれも医学的なエビデンス（科学的な証明、立証）に基づくものではなく、中山武氏が、自らの体験と長年の間、多くの会員の命の行方を見届けてきた末に紡ぎ出されたスローガンであり、まさに「論より証拠！」に基づくがん治し戦略です。

二十五年間に縁あっていずみの会に入会された方は、累計で三千四百名余り。うち本年六月現在の会員は約五百名。差し引き二千九百名は、死亡または退会された方々ですが、「今後も会に残ってほしい」とお願いすると、多くの方が「高齢でもあり、ほかにやりたいことがあるので、もう患者会は卒業です」と言われます。

それらの先輩方は、過度のストレスや過食、睡眠不足等々の積み重ねによって作ってしまった自分のがんの原因を探り、心の改善、食事の改善、運動の実行・継続、体を冷やさず血流を良くするなどの努力を、あせらず、諦めずに徹底して続けたことによって、心と体のすべてをがん体質から健康体質に入れ替えて生還された方々です。そういう方々は、がんを得る前よりもはるかに心身とも健全な、幸せな日々を送られており、地域のボランティア活動などを忙しくされている方が多いのです。

いずみの会の長期会員の方々はいずれも、がんになったけれども、自分の病気を作ったのは自分であり、自分で責任を持つという覚悟を決めたうえで、病院での応急処置が終わったら（あるいは、それさえ受けずに）徹底的に自己努力を行ったことで、がん以前とはまったく別の人間に生まれ変わった方々なのです。

故中山会長も五十歳代でスキルス胃がん宣告を受け、その後二十七年間、患者会活動をリードされて、八十歳というわが国男性の平均寿命まで生存し、会員が本会会報の発送作業を行うのを見届けた日の翌朝未明に永眠されました。

「二人に一人ががんに罹り、三人に一人ががんで亡くなる時代」

このような状況であるからこそ、私たちいずみの会の『論より証拠のガン克服術』や、エビデンスは十分でなくても、現実に生き抜いている先輩の体験から学び、自分のがんを知り、敢えて言うならば「がんがあっても、とにかく生き抜く」という、いずみの会の社会的な存在価値は、ますます大きくなってきているのです。この一点で、青葉の会と堅い絆で結ばれていると確信しています。

今、この瞬間にも、医師から「あなたはがんです。余命は〇か月。お葬式の準備も考えて」と突然宣告されて、愕然としている方が、この国には大勢いるのです。そのような方にこそ、いずみの会や青葉の会に入って「がん治しの秘訣」を見つけて、幸せな人生を取り戻していただきたい。松尾倶子代表、これからも手をつないで行きましょう！

養生塾と青葉の会

平野耕吉

「太極拳は形じゃありませんよ。生命があふれ出ればいいんですよ」

楊名時（ようめいじ）太極拳の湯布院教室の指導を任されることになって、どのような方法で指導すれば良いのか迷っていた私に、帯津良一先生の本が与えてくれた言葉です。この言葉で帯津先生とのご縁をいただきました。呼吸を第一に考えて太極拳をしていた私に、これ以上ないものでした。

ぜひとも帯津先生にお会いしたくなり、帯津三敬病院を訪れました。帰りは、長野にある水輪（すいりん）のセミナーに参加し、車座交流会で「私の住む町で帯津先生の話を、みなさんに聞いてほしい」旨の話をしました。帯津先生から「大分県の湯布院ですか、いいですね」と言っていただきました。この帯津先生の言葉に主催者の塩沢みどり先生が驚かれ、「平野さん、今の帯津先生の言葉をしっかりと胸に収めておいてください」と言われました。二〇〇四年のことです。

その後、帯津先生が調和道協会の会長をされていることを知り、呼吸法に興味を持っていたことから、調和道丹田呼吸法の研修会に参加し会員となりました。

湯布院で帯津先生の養生塾をどのように開催すればいいのか迷って四年が経過しました。そして、二〇〇八年四月、念願の帯津良一「場」の養生塾ゆふいんを、多くの方々の温かい支えによって立ち上げることができました。

当日、大分空港で帯津先生をお迎えしたときには、目頭が熱くなったことを思い出します。養生塾ゆふいんで青葉の会代表松尾倶子さんとのご縁をいただきました。青葉の会はがんを学ぶ患者さんの会です。青葉の会のみなさんは病を受け入れ、向かい合い、積極的に自分で自然治癒力を高めるいろんな養生法を実践し、生命のエネルギーを高めておられます。

代表の松尾さんは何事にも積極的に取り組まれる方です。最初は強引とも思える積極性に呆気に取られていました。しかし、長くお付き合いをさせていただいていると、少しずつ代表の本当の姿を見ることができました。その積極性は個人的な目的ではなく、病のせいで不安で不安でこれから先のことが何にも考えられない多くのみなさんのお世話をするために、自分で自分を奮い立たせている気持ちの表れだと確信をしています。

松尾さんは東北出身ということもあってか、「雨ニモマケズ」の世界を彷彿させるものを感じます。女性「宮沢賢治」と言っても言い過ぎではありません。特にがんと告知を受けた方の相談に乗るため、昼夜をとわず走り回られています。時には体調を崩しながら弱音もはかず。そんな姿をこれからも応援していきたいと思っています。

■青葉の会のあゆみ

（村田広志編）

二〇〇三年四月　ミニ患者塾発足会
　　　　七月　「ひいらぎの会」福岡支部発足
二〇〇四年四月　がんを学ぶ「青葉の会」に改称
　　　　　　　第一回定期総会
　　　　　　　樋口強落語講演会「いのちの落語～笑いは最高の抗がん剤～」
二〇〇五年四月　第二回定期総会
　　　　　　　樋口強落語講演会「がんとともに生きる～この道、行こうよ～」
二〇〇六年四月　第三回定期総会
　　　　　　　樋口強落語講演会「生きてるだけで金メダル」
二〇〇七年四月　第四回定期総会
　　　　　　　安保徹医師の講演&座談会「からだにやさしい免疫学」
二〇〇八年六月　第五回定期総会
　　　　　　　昇幹夫講演会「あなたが変われば、未来が変わる」
二〇〇九年四月　第六回定期総会で一般社団法人設立を認める
　　　　六月　寺山心一翁講演会「がんが消えた～ある自然退縮の記録～」

二〇一〇年四月　第七回定期総会　特定非営利活動法人設立総会
　　　　八月　垣添忠生講演会「がん患者と家族の想い」
　　　　八月　NPO法人がんを学ぶ青葉の会に改称
二〇一一年四月　第一回定期総会　設立八周年
　　　　九月　青木新門講演会「いのちのバトンタッチ」
二〇一二年六月　第二回定期総会
　　　　十月　星野仁彦講演会「がんと闘った精神科医師」
二〇一三年六月　第三回定期総会
　　　　十月　設立十周年感謝のつどい「がん克服体験発表会」
　　　　　　　「討論～病に負けない養生訓～」安保徹・昇幹夫・樋口強、司会：嶋村初吉
　　　　　　　十周年記念小冊子「がんと共に生きる」発行
二〇一四年三月　十周年記念植樹祭
　　　　六月　第四回定期総会
二〇一五年六月　第五回定期総会
　　　　八月　帯津良一講演会「まあるく生きる～元気になれる秘訣を話そう～」
　　　　九月　書籍『がんと生きる　わたし流』出版

あとがき

今、何気なく話している言葉。この言葉のひと言ひと言を文章にすること。自分の体験談を書くにあたって、「ひと言の言葉の重み」をあらためて感じさせられた思いでした。

人は相手の言葉を聴くとき、その人の聴き方、受け入れ方、とらえ方次第で、結果も大きく変わってくるものです。私は罹患して二十年目になりますが、自分のがんの捉え方の中に、指針となっている言葉があります。

「凡事徹底」「治る力は自分の中にある。そのためにはまず自分の生き方を変えなさい」ガンの患者学研究所川竹文夫代表のメッセージを、まっ正面から聴き入れられたことが、私自身の気づきの原点にもなり、そして今に至っていると感じています。

二〇一四年、青葉の会十周年記念として、会員の永松勝博氏より十年ものの桜の樹を三本寄贈していただきました。同年三月十一日、博多駅前の音羽公園に会員三十名近くが集まり、三年目を迎える東日本大震災のあった時刻に合わせて黙禱。その後、遠く熊本県から駆けつけてくださった方、入院先に外出願いを出して来てくださった方など、参加したみなさんはそれぞれの願いを込めてシャベルの土をかけていました。桜の木の幹にしっかり両手をタッチされる方、この日のために千羽鶴を折ってレイにし、三本の樹にかけてくださった小糸テルミちゃん、多くの思いが集まり植樹が無事終わりました。

三本の桜はしっかり根づき、この春、見事に花を咲かせてくれました。「自然からの生きるエネルギー」を感じながら、病にあっても生かされている喜びを、あとに続く仲間たちと共有できることを願っています。

私たちは一人ではない。仲間がいます。

共に歩んでいきましょう。「自分が主治医」ということを念頭に置きながら、それぞれの道標を自分で決断し、実行していきましょう。

この本では、子どもの頃のこと、家族のことなど、私のおいたちを初めて書かせていただきました。今、元気で強い青葉の会代表として振る舞っていますが、実はこの原稿も終盤に差しかかった頃、青葉の会の集会で、突然、めまいと吐き気におそわれてしまいました。人には大きなことを言いながら、自分の体調管理もできていない部分もある代表であることも、明かさせていただきます。

初心を忘れはめを外しかかったとき、神様は罰をお与えになるものです。

がんで悩んでいる方は、後を絶ちません。衝撃的ながん告知を受けた方が、気持ちが軽くなったと思える場を提供し、共に考え学び合う。今後も微力ながら福岡の地で活動してまいります。二〇一五年八月二十九日、青葉の会設立十二周年記念として「帯津良一講演会」を開催いたします。この本でも対談していただきましたが、帯津先生の生き方を多くの方々とともに学びあうことができたらと思っています。

最後に、ご多忙にもかかわらず多大なお力添えをいただきました帯津先生、安保徹先生、樋口強先生、昇幹夫先生、垣添忠生先生、石井文理先生、寺山心一翁先生、春名伸司先生、原稿をお寄せいただいた各団体の方々に心から感謝申し上げます。

本の題字とさし絵をかいていただいた原茂子先生、ありがとうございました。おかげさまで本がやさしく息づくようになりました。さし絵の花言葉は一九九頁に記してありますのでご覧ください。

そして本書の刊行をお引き受けいただいたせせらぎ出版様、丁重なアドバイスをいただきました編集工房レイヴンの原章様、また編集・監修に関わっていただいた青葉の会事務局長の村田広志氏はじめ、いろいろご協力いただいた青葉の会会員の方々、陰の力として支えてくれた松尾祐作氏、ご協力ありがとうございました。

平成二十七年八月十日

NPO法人がんを学ぶ青葉の会代表　**松尾倶子**

松尾倶子（まつお・ともこ）

ＮＰＯ法人がんを学ぶ青葉の会代表。1945年6月２日、宮城県仙台市生まれ。結婚後、福岡に。51歳のとき、スキルス性胃がんで余命５カ月と診断され胃の大部分を摘出。術後、福島市のひいらぎの会と出会い、日米合同がん患者富士登山をしホノルルマラソンを完走。福岡にも患者会を立ち上げたいとの思いがつのり、2003年、がん患者会を設立。以来12年、常に患者さんに寄り添いながら会の支柱として活動している。設立10周年に記念誌「がんと共に生きる」を編集・発行。

ＮＰＯ法人がんを学ぶ青葉の会

2003年、ミニ患者塾発足会、2004年、がんを学ぶ「青葉の会」に改称、2010年、ＮＰＯ法人がんを学ぶ青葉の会となる。代表:松尾倶子。がん患者やその家族、一般の方、協力者が自らの体験を通じて互いに励まし合い、学習し、精神的な支えを得ることにより、より豊かで創造的な生き方を目指している。主な活動は、講演会、食と医を考える一泊セミナー、カルチャー教室、えんぴつグループ・にんじんグループ・やまびこグループ・医療グループ・コーラスグループなどのグループ活動、新春会員交流会、地区別交流会、びわ温灸・こんにゃく温湿布講習会など。2014年、釜山広域市韓医師会との交流がはじまる。会報「あおば通信」を年４回発行し、他団体との交流も積極的に行っている。会員は福岡市・福岡県が中心だが、関西・関東・東北等、全国にいる。

本部
〒811-0206　福岡市東区雁の巣2-15-22
TEL/FAX 092-607-7756　携帯（松尾）090-3193-9676
ホームページ：http://aobanokai.jimdo.com
e-mail：info@hakata.main.jp

＊カバーおよび各章扉の花の名前と花言葉＊

カバー　カラー「清浄」／第1章　セッコク「あなたは私を元気づける」／第２章　野アザミ「私をもっと知ってください」／第３章　アマドコロ「心の痛みのわかる人」／第4章　日々草「楽しい思い出」／第5章　ショウジョウバカマ「希望」／第6章　カラスウリ「よき便り」

がんと生きる　わたし流

2015年9月10日　第1刷発行

編著者　松尾倶子
監　修　NPO法人がんを学ぶ青葉の会
発行者　山崎亮一
発行所　せせらぎ出版
〒530-0043　大阪市北区天満2-1-19 高島ビル2階
TEL. 06-6357-6916　FAX. 06-6357-9279
郵便振替　00950-7-319527
印刷・製本所　株式会社 啓文社
装幀　上野かおる　　DTP協力　東 浩美

 ISBN978-4-88416-245-0

せせらぎ出版ホームページ　http://www.seseragi-s.com
メール　info@seseragi-s.com